CURE SEU CORPO

CURE SUA MENTE

TERAPIAS HOLÍSTICAS, DIETA, MINDFULNESS, ANSIEDADE, DEPRESSÃO, PERDA DE PESO, ACNE, HORMÔNIOS, DETOX DO FÍGADO, INTESTINO PERMEÁVEL E FADIGA ADRENAL

DR. AMEET AGGARWAL ND.

Traduzido por Anna Lyslet

Dr. Ameet Aggarwal ND.

Outros Temas de Livros do Autor

Traduzido por Anna Lyslet

Vitalidade Sexual e Equilíbrio Hormonal

Receitas à Base de Plantas, Sem Glúten, Sem Laticínios e Sem Óleo

Perda de Peso Saudável e Metabolismo Ideal

Homeopatia para Ansiedade, Estresse e Depressão

Em Breve Disponíveis Em health.drameet.com/books

CUPOM GRÁTIS
& VÍDEOS

PARA ACOMPANHAR A LEITURA DESTE LIVRO, POR FAVOR, ASSISTA ALGUNS VÍDEOS GRATUITOS EM MEU SITE QUE TE

GUIARÃO NA SUA JORNADA DE CURA E SAÚDE

POR FAVOR, ACEITE UM CUPOM DE DESCONTO NO MEU CURSO ONLINE

COMO AGRADECIMENTO POR ADQUIRIR MEU LIVRO

MEU CURSO ONLINE OFERECE INFORMAÇÕES ATUALIZADAS, INCLUINDO:

OS PROTOCOLOS EXATOS QUE USEI PARA A MAIORIA DOS MEUS PACIENTES COM PROBLEMAS EMOCIONAIS E DE SAÚDE

COMO PERDER PESO FACILMENTE, CURANDO EMOÇÕES, INFLAMAÇÃO E FADIGA ADRENAL

REMÉDIOS HOMEOPÁTICOS PARA LUTO, PERDA, TRAUMA E BURNOUT

COMO USAR OS 5 SENTIDOS DA VISÃO, OLFATO, AUDIÇÃO, PALADAR E TATO PARA CURAR EMOÇÕES

COMO RECUPERAR A ENERGIA PERDIDA NAS EMOÇÕES, CONFLITOS E TRAUMAS

ENTREVISTAS COM ESPECIALISTAS COM NOVAS DICAS DE SAÚDE

ESTE CURSO É APROVADO POR ORGANIZAÇÕES PROFISSIONAIS PARA NATUROPATAS, NUTRÓLOGOS E NUTRICIONISTAS.

VISITE HEALTH.DRAMEET.COM/FREEGIFT PARA COMEÇAR

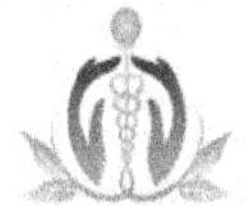

DR. AMEET AGGARWAL ND

Proteja os direitos autorais deste livro. O autor dirige a Foundation for Integrated Medicine in Africa (FIMAFRICA), que fornece clínicas móveis de caridade que trazem medicina integrada para comunidades carentes que vivem no norte do Quênia. Obrigado.

Dedico este livro à minha maravilhosa mãe, Kanta Devi Aggarwal.

Te amo.

AGRADECIMENTOS

Agradeço a vocês, Trixie, Geeta, Shavika, Allison, Rubina, Steve, Paola, Marnee, Shelan, Anoma, Karen, Nita, Cheeko, Jess, Louisa e todos os meus amigos e amigas por tornarem este livro possível. Obrigado, Daniel, da Dlight Graphics, pelas ilustrações. Obrigado à minha família, por sempre estar lá para mim. Obrigado a toda a equipe da FIMAFRICA e todos os voluntários pelo seu apoio e inspiração — espero que possamos continuar este trabalho incrível. Obrigado a todos os meus pacientes, por estarem comigo nesta jornada e por eu ter aprendido tanto com cada um de vocês. Obrigado a todos os meus professores do Canadian College of Naturopathic Medicine, por me inspirarem tanto neste caminho de cura, e aos meus professores de Gestalt por despertarem minha compreensão de consciência transformadora. Consciência transformadora é um novo caminho que todos devemos seguir, eu acredito, para desvendar nossas forças e também nossas vulnerabilidades, que é onde está nosso verdadeiro poder.

ÍNDICE

PREFÁCIO

Quem Eu Sou, e Por Que Escrevi Este Livro?

Sou médico naturopata e um psicoterapeuta gestáltico. Também atuo com medicina funcional, terapia de constelações familiares, EMDR e várias outras formas de terapias holísticas. Ajudo muitas pessoas com problemas emocionais por meio de aconselhamento e também melhorando a saúde de seus corpos. Meu trabalho é tão satisfatório quanto frustrante porque, como você provavelmente já percebeu, as pessoas com problemas físicos e emocionais passam por muitas dificuldades para melhorar.

Alguns tomam muitos medicamentos ou suplementos nutricionais e herbais e ainda assim nunca resolvem seus problemas emocionais. Outros procuram aconselhamento ou leem livros sobre mentalidade positiva, mas nunca curam seus corpos. Este livro te mostra como combinar medicina holística com pensamento positivo, pois é necessário curar tanto seu corpo quanto sua mente juntos para uma recuperação completa.

Este livro une minha experiência pessoal com terapias comprovadas que uso com meus pacientes para trazer alívio duradouro da dor emocional, tristeza, depressão, ansiedade, medo, irritabilidade, estresse, insatisfação, fadiga e muitas outras questões emocionais. Eu mesmo já me beneficiei destas técnicas e da mesma forma muitos de meus pacientes, que agora estão mais felizes e emocionalmente mais fortes.

Embora o foco deste livro seja o seu bem-estar emocional, ao seguir meus conselhos, você pode resolver várias outras doenças, incluindo problemas digestivos, hormonais, cutâneos, obesidade, asma, problemas de articulação e outras doenças crônicas, uma vez que um dos focos deste livro é a redução da inflamação, do estresse e do desequilíbrio no corpo — as principais causas da maioria das doenças crônicas.

Vejamos o que você aprenderá neste livro.

A **Parte I** introduz fatores diversos que afetam suas emoções. Você aprenderá como os fatores físicos afetam sua suas experiências emocionais. Vou te mostrar como experiências estressantes têm impacto prolongado no bem-estar emocional, e vou te oferecer técnicas mentais poderosas para se curar do estresse e de experiências emocionais dolorosas. Você descobrirá como resolver emoções turbulentas, mudar crenças e pensamentos negativos, reorganizar seu cérebro e desenvolver pensamentos e hábitos mais positivos que te ajudem a se tornar mais resiliente emocionalmente e permanecer bem por mais tempo.

A **Parte II** te ensina como seu corpo afeta sua mente. Explico detalhadamente como os órgãos, a química corporal e o cérebro têm papel fundamental no bem-estar emocional. Isso é algo que os médicos não discutem ou tratam com frequência. Você aprenderá como dieta, estilo de vida e toxinas do ambiente afetam seu corpo e sua mente, te deixando propenso a crises recorrentes de instabilidade emocional. Você irá aprender a criar equilíbrio por todo seu corpo e curar a causa que está na raiz de seu problema emocional usando ervas, dieta, mudanças de estilo de vida, yoga, técnicas de respiração e outras terapias poderosas. Estas terapias reduzem a probabilidade de você recair em desconforto emocional. Elas reforçam sua força mental, criam resiliência emocional e te ajudam a permanecer saudável. Você pode ler a Parte II antes da Parte I ou alternar as duas partes, pois é vital que cure sua mente e seu corpo simultaneamente.

A **Parte III** discute como a energia afeta sua mente e seu corpo, e porque o aconselhamento energético e a cura e a psicoterapia energéticas podem ser tão importantes para seu bem-estar em longo prazo. Você também entenderá como usar diferentes remédios homeopáticos, florais de Bach, suplementos nutricionais, acupuntura e ervas para tratar a causa que é a raiz do seu problema e permanecer saudável. Embora eu use os termos ansiedade e depressão livremente ao longo deste livro, eu o escrevi para qualquer pessoa que queira se sentir melhor. Os conselhos neste livro são úteis para qualquer um que queira se estressar menos, se curar de experiências passadas estressantes, ou que queira se sentir mais energizado, saudável e positivo. Todos experimentamos situações difíceis em nossas vidas e precisamos nos curar delas.

Infelizmente, pesquisas indicam que muitas pessoas evitam procurar tratamento ou até mesmo se recusam a admitir que têm um problema devido ao estigma negativo associado a problemas emocionais. Algumas pessoas acreditam que serão julgadas fracas ou incapazes de lidar com a vida, sem perceber que estão vivenciando uma condição tratável que decorre de causas legítimas e irrepreensíveis. Algumas pessoas pensam que seus pensamentos depressivos são inerentes à sua personalidade e que não têm problemas emocionais, portanto, não procuram ajuda. Infelizmente, muitas dessas pessoas não recebem ajuda a tempo e deixam sua vida se deteriorar ainda mais, às vezes até ao ponto de acabar em suicídio.

Não é o objetivo deste livro substituir o aconselhamento médico. Meu objetivo é te ajudar a tratar a raiz de seus problemas emocionais e resolver experiências emocionais pendentes que contribuem para seu estado emocional atual, e te auxiliar a tomar decisões mais saudáveis no seu caminho para o bem-estar. Também espero que psiquiatras leiam este livro e busquem mais do que o simples uso de medicação para ajudar as pessoas a se sentirem melhor. Você pode acabar descobrindo que, ao usar as técnicas deste livro, você precisará de menos medicamentos. Por favor, seja responsável pela sua saúde e consulte um profissional qualificado antes de interromper ou alterar o uso de qualquer um de seus medicamentos, ou de usar quaisquer das terapias descritas aqui.

Como um médico naturopata, aprendi que o uso de ervas e suplementos de qualidade profissional faz uma grande diferença para a sua saúde. Evite usar suplementos aleatórios encontrados em certas lojas online ou farmácias, que podem acabar sendo um desperdício de dinheiro. A maior parte dos suplementos de nível não profissional não contém dose terapêutica de ingredientes de qualidade. Alguns até se orgulham de conter muitos ingredientes, mas a dose de cada um é muito menor do que seria necessário para efeito terapêutico.

Algumas destas empresas comprometem a qualidade de processamento de ervas e nutrientes, e assim você obtém misturas de baixa qualidade com pouco ou nenhum valor terapêutico. Para conseguir os melhores suplementos, entre em contato com um profissional da saúde ou veja alguns dos mais respeitáveis dispensários do mundo no meu site, health.drameet.com/shop, e crie sua conta.

Você pode acessar **vídeos gratuitos** e encontrar mais soluções para sua saúde em meu programa online em health.drameet.com/freegift. Meu programa online foi aprovado por disciplinas de desenvolvimento professional para nutrólogos, nutricionistas e médicos naturopatas (em várias áreas) até o momento em que este livro foi escrito, então certifique-se de se inscrever para a introdução gratuita.

Você está convidado para participar dos retiros de saúde e cura emocional que eu realizo em diferentes partes do mundo. Visite health.drameet.com/retreats para mais informações. Se você ainda precisar de mais ajuda com sua saúde ou bem-estar emocional, sinta-se à vontade para reservar uma sessão online comigo e com minha equipe em health.drameet.com.

Obrigado.

Bem-vindo à uma vida mais feliz!

Sobre o Autor

Dr. Ameet Aggarwal ND nasceu em Nanyuki, uma pequena cidade aos pés do Mount Kenya, na linha do equador. Ele se mudou para o Canadá para estudar na época da Universidade, e desde então tem viajado por muitos países, tocando a vida de muitas pessoas através de sua compreensão intuitiva das emoções humanas mais profundas. Ele se formou no Canadian College of Naturopathic Medicine (CCNM) em 2006 e também estagiou no The Gestalt Institute of Toronto por 4 anos. Além da medicina naturopática e Gestalt terapia, ele pratica terapia de Bowen e Constelação Familiar Sistêmica. Ele combinou essas especialidades para fornecer o atendimento mais abrangente possível a seus pacientes. Sempre com o objetivo de tratar a causa na raiz dos problemas, resolver as causas emocionais da doença e promover a saúde duradoura, Ameet respeita os princípios da medicina holística e integrada.

Depois de se formar no CCNM, Ameet atuou em Vancouver e White Rock Canadá por um ano. Sua paixão pela medicina naturopática e homeopatia o levou a fundar a instituição de caridade The Foundation for Integrated Medicine in Africa (FIMAFRICA), e seguir para o Quênia para atuar com medicina naturopática em vilarejos remotos que não recebem assistência médica. Ele supervisiona estudantes e médicos de todo o mundo que são voluntários da FIMAFRICA, ensinando habilidades clínicas, homeopatia e medicina integrada. Ele também oferece aos voluntários sessões de crescimento pessoal usando Gestalt terapia, para que se tornem mais conscientes, capacitados e melhores profissionais para seus pacientes.

Ameet também realiza oficinas de criação de equipes e redução de estresse para organizações que usam terapia de Gestalt e terapia de constelações. Esses workshops oferecem uma abordagem completamente nova para formação de equipes e redução de estresse. Eles aprimoram a autoconsciência, curam os sistemas de crenças e incentivam os participantes a arriscar novas formas de comunicação. Após as oficinas, as pessoas sentem que têm mais confiança e podem resolver melhor os conflitos. As organizações percebem mais confiança, comunicação e respeito dentro de suas equipes.

PARTE I
INTRODUÇÃO

"É mais importante saber que tipo de pessoa tem uma doença do que saber que tipo de doença uma pessoa tem."

~ Hipócrates (460– 377 AC)

"MINHA SAÚDE NÃO era mais como antes, eu podia sentir. Pior ainda, minhas emoções estavam destruídas. Eu ficava deitado na cama ou no chão, às vezes chorando sem motivo e sentindo pena de mim mesmo. Chorar de alguma forma me trazia alívio, mas o descontentamento nunca mudava. Eu não sentia mais entusiasmo por nada. Eu não tinha motivação ou confiança para fazer coisas novas. Minha energia não era mais como antes. As coisas que eu gostava no passado não pareciam mas tão divertidas. Havia algo de errado comigo? O que estava errado comigo? O que tinha me feito mudar? Eu me sentia mal ao conversar com algumas pessoas porque acreditava que eles não gostariam de mim. Eu me sentia culpado com muita facilidade, também. Por que eu me sentia tão culpado? De vez em quando, eu tinha que esconder minhas lágrimas ao andar nas ruas... lágrimas de dor emocional, por razões às vezes desconhecidas. Se alguém tivesse me dito que eu estava com depressão, eu teria resistido à ideia, pois eu sabia que era uma pessoa forte, e na minha opinião pessoas com depressão precisavam de medicamentos mas eu duvidava que eu precisasse. Eu só tinha que descobrir como sair daquele estado..."

Algum destes sentimentos parece familiar pra você? Pode ser que não. Mesmo que eu não goste de admitir, este era eu, lutando com minha saúde se deteriorando e sentimentos de tristeza, ansiedade, e uma possível depressão depois de um longo período de estresse em minha vida. Felizmente, devido ao meu treinamento e à grande ajuda de meus colegas, eu encontrei uma forma de sair desta nuvem escura. Usando as técnicas que eu descrevo neste livro, posso verdadeiramente dizer que estou muito mais feliz e saudável agora, me sinto mais motivado, mais leve, seguro de mim, e tenho relacionamentos interpessoais muito mais saudáveis. Eu, agora, dou seminários de treinamento, workshops de elaboração em equipe e cura emocional, e retiros de saúde em locais exóticos por todo o mundo.

FATORES QUE AFETAM A SAÚDE EMOCIONAL

MESMO QUE EU estivesse lutando emocionalmente com uma situação difícil na minha vida, rapidamente percebi que não eram apenas as experiências externas que estavam afetando meu bem-estar. As coisas que eu comia e o quanto eu me exercitava estavam influenciando seriamente minha saúde física e mental. Eu estava muito vulnerável a questões de saúde, fadiga, ansiedade e pensamentos depressivos. Foi somente depois que comecei a mudar minha dieta e meu estilo de vida, me exercitar e usar ervas e suplementos, que comecei a perceber a forte conexão fisiológica com minhas emoções. Meus hábitos estavam tendo um impacto imenso na química do meu corpo e a química do meu corpo estava afetando diretamente a química do meu cérebro. Também trabalhei com vários terapeutas para liberar experiências emocionais do meu passado, que estavam afetando a maneira como eu via o mundo e me impedindo de apreciar a vida que eu tinha naquele momento.

Devido à minha experiência pessoal, treinamento e experiência com muitos pacientes, eu realmente quero que você analise as seguintes áreas da sua vida se você estiver lutando com problemas de saúde ou com suas emoções e estiver tentando ganhar mais força e paz emocional:

1. *Houve algum evento fisicamente ou emocionalmente traumático em sua vida?*

Se houve trauma emocional ou eventos estressantes em sua vida, a região límbica do seu cérebro permanece estressada mesmo anos após o trauma, e uma parte inconsciente de você nunca se recupera completamente. Você está permanentemente afetado pelo acontecimento; é uma parte da sua história. Terapias como aconselhamento, psicoterapia, homeopatia ou florais de Bach —

discutiremos todos nos próximos capítulos — ajudam a liberar o trauma emocional do seu consciente e do seu inconsciente, e também do seu sistema límbico. Ao liberar a energia do trauma emocional, você começa a experienciar a vida com mais força, vitalidade e autenticidade.

2. Há um desequilíbrio biológico ou químico afetando suas emoções?

Sua mente é afetada pelos neurotransmissores, hormônios e outros mensageiros químicos correndo pelo seu corpo. Neurotransmissores e hormônios são diretamente influenciados por nutrientes nos alimentos que você come, toxinas ambientais e também pela saúde de seus órgãos. Nos próximos capítulos, você aprenderá como o fígado, as glândulas suprarrenais, a tireoide e o sistema digestivo afetam seu humor. Você também aprenderá como curar esses órgãos e usar os alimentos, nutrientes e ervas certos para corrigir o equilíbrio do seu corpo. Isso aumentará seu bem-estar com resultados prolongados e reduzirá os altos e baixos que muitas pessoas sentem quando tentam estratégias de correção temporárias.

3. Há uma situação estressante em sua vida ou uma escolha de estilo de vida que esteja interferindo na sua habilidade de se curar?

O estresse crônico é a maneira mais rápida de enfraquecer uma pessoa. Estar perto de pessoas críticas, agressivas, ou emocionalmente abusivas te mantém em um estado perpétuo de estresse. Se você estiver vivendo uma situação estressante, seja socialmente ou no trabalho, precisará tomar medidas imediatas para sair dela ou procurar ajuda para lidar com ela de uma maneira mais saudável e com mais controle. Da mesma forma, você precisa se exercitar regularmente para ajudar seu corpo a se recuperar do estresse e aprender a evitar atividades que não são saudáveis. Algumas atividades diárias que você acha que estão te ajudando a relaxar podem, na verdade, estar intensificando seus níveis de estresse. Beber muito álcool, assistir TV demais, abusar de narcóticos, fofocar, fazer comentários negativos sobre a vida, sair com pessoas que não promovem o seu bem-estar, passar muito tempo no trabalho sem cuidar de si mesmo e fazer coisas que não te ajudam a se sentir bem são maneiras de estressar sua mente e seu corpo sem perceber, e interferem nas suas chances de se recuperar completamente.

Hábitos desnecessários e não saudáveis interferem na cura emocional e ocupam um tempo valioso que poderia ser gasto melhorando sua saúde. Tente preencher todos os momentos de folga que você tem durante o dia com atividades mais saudáveis, como exercícios, conversas positivas, leitura de livros inspiradores, ioga, meditação, exercícios respiratórios e atividades sociais que melhoram sua sensação de bem-estar, em vez de deixá-lo doente e frustrado. Nos capítulos posteriores, mostro alguns exercícios fáceis que irão fazer você se sentir bem e que você pode fazer para preencher o seu dia e curar suas emoções.

"Jane" era uma paciente minha de 34 anos de idade que sofria de depressão crônica. Ela tinha sido voluntária na Somália e sofrera conflitos estressantes com seus colegas. Ela sofria de insônia e compulsão alimentar como parte de sua depressão. Ela também tinha dores de cabeça crônicas desde criança e viu seu pai sendo abusivo com sua mãe durante toda a sua infância. O trauma emocional de sua infância a deixou vulnerável em conflitos, o que, já na vida adulta, a levou a recuar ao invés de se defender e aumentou o estresse no trabalho.

No caso de Jane, sua história emocional familiar teve um papel enorme em sua suscetibilidade ao medo e à depressão. Ao mesmo tempo, seu estresse crônico havia esgotado suas glândulas suprarrenais (a saúde das glândulas suprarrenais é amplamente abordada nos próximos capítulos), deixando-a exausta e incapaz de superar problemas emocionais. Além disso, sua compulsão alimentar por alimentos ricos em amido, combinada com o estresse, fez com que seus níveis de açúcar no sangue, cortisol e insulina se tornassem instáveis, deixando-a nervosa e propensa a desequilíbrios químicos que afetavam seu humor e sua saúde. Como parte da jornada de cura de Jane, nós a incentivamos a comer alimentos saudáveis, o que melhorou o nível de substâncias químicas no cérebro. Resolvemos muitos de seus traumas emocionais anteriores com a ajuda da psicoterapia e de medicamentos à base de energia (homeopáticos e florais de Bach, discutidos em capítulos posteriores), ajudando-a a liberar as experiências traumáticas que ainda estavam influenciando sua mente inconsciente e afetando seu comportamento. Também retomamos a saúde de sua glândula adrenal usando ervas e suplementos nutricionais, para que seus desequilíbrios químicos fossem corrigidos e estabilizados por longos períodos de tempo.

O caso de Jane foi um caso típico de depressão que foi resolvido usando uma abordagem holística abrangente e de vários ângulos. Ela teve que abordar sua história emocional, sua dieta e sua saúde física para se sentir emocionalmente bem por mais tempo.

A abordagem que envolve resolução de experiências emocionais, restauração do estado físico ideal do corpo e participação em atividades diárias saudáveis é a pedra angular da construção de uma base para a força emocional. Ao curar a causa, se torna desnecessário suprimir os sintomas, há menos dependência de medicação e a pessoa tende a se sentir melhor em um nível mais profundo e por períodos bem mais longos.

OS EFEITOS DAS EXPERIÊNCIAS EMOCIONAIS

"Todas as experiências emocionais iniciam um processo fisiológico em seu corpo. Para cada ação, emoção, e expressão de amor, amor próprio, perdão dos outros e de si mesmo, seu corpo retorna para outro processo fisiológico, mais próximo do seu processo original, do seu processo mais saudável..."

~ Dr. Ameet Aggarwal ND

EVENTOS EMOCIONAIS E traumáticos têm um impacto constante em nossa saúde, seja o fim de um relacionamento, brigas familiares, divórcios, uma perda significativa, dificuldades financeiras, a morte de um ente querido ou qualquer outro fator.

Biologicamente falando, seu cérebro tem a capacidade de criar conexões neurais baseadas em suas experiências. Eventos significativos alteram as vias neurais em nosso cérebro, dando origem a novas conexões nervosas para lidar com o estresse e se preparar para a possibilidade de acontecimentos semelhantes no futuro. Esta habilidade é o que os médicos chamam de **neuroplasticidade**. Estas novas conexões neurais alteram sua percepção de mundo e de si mesmo, para que as coisas não sejam interpretadas como costumavam ser em seus momentos mais vibrantes e alegres. As novas vias neurais também **alteram toda a fisiologia do seu corpo**, fazendo com que os órgãos funcionem de forma diferente e fazendo com que substâncias químicas, enzimas e hormônios sejam produzidos em diferentes quantidades, afetando diretamente sua saúde e danificando sua capacidade de se recuperar emocionalmente.

Conexões Cerebrais Mudam Devido à Neuroplasticidade

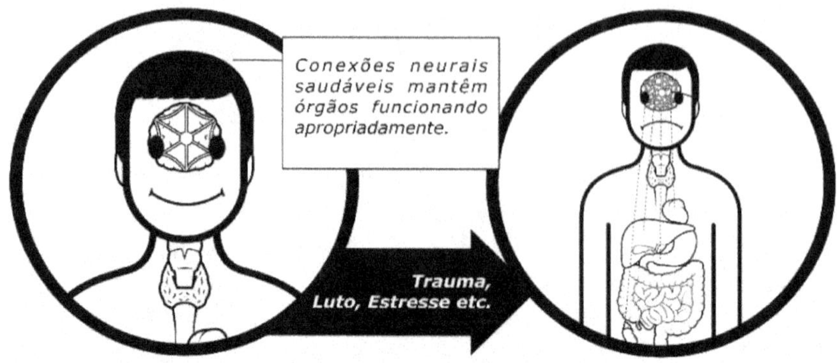

Depois do estresse e do trauma emocional, seu cérebro desenvolve conexões neurais para compensar o estresse. Isso afeta seus orgãos de forma não saudável, causando problemas emocionais, doenças, mudanças na forma como você vê a vida e mudanças de comportamento

Talvez você nem esteja ciente de que um evento emocional específico tem um efeito tão profundo em você. Se deixados sem solução ou escondidos sob uma pedra no fundo de sua mente, os efeitos dessas experiências continuam afetando sua mente e seu corpo conscientemente, subconscientemente ou inconscientemente. Isso cria o que chamo de **padrões de apego emocional, ou EHPs**, nos quais sua mente e corpo permanecem afetados e continuam a responder a experiências emocionais como se elas ainda estivessem ocorrendo, mesmo que elas tenham terminado. Acredito que quando as emoções que envolvem sua experiência são grandes demais para sua mente lidar, ou se os EHPs durarem muito tempo, uma parte de sua mente se desliga entrando em depressão para economizar energia para as experiências esperadas. A depressão é também, em parte, devido a uma falta de confiança em seu ambiente com base em experiências estressantes anteriores e também é um estado de exaustão que seu corpo atinge quando já não pode lidar com o estresse.

O estresse crônico dos EHPs afeta seus órgãos de adaptação ao estresse, como as glândulas suprarrenais e tireoide. **Glândulas suprarrenais sobrecarregadas e com mau funcionamento são uma das principais causas** de ansiedade crônica, depressão e outros problemas de saúde. Você precisa resolver ou descarregar seus EHPs para corrigir as vias neurais alteradas em seu cérebro, interromper seus efeitos negativos sobre seu corpo e descansar seu cérebro, em vez de mantê-lo estressado por eventos passados. A resolução do estresse e dos EHPs também é importante porque os órgãos fisicamente estressados do seu corpo consomem muito mais nutrientes e produzem mais toxinas do que fariam em um corpo calmo e relaxado. Quando seu corpo começa a ficar sem nutrientes, seu cérebro e outros órgãos não têm mais neurotransmissores e hormônios suficientes para mantê-lo feliz e saudável.

"John" tinha trinta anos e possuía transtorno bipolar, flutuando entre depressão e estados maníacos (ou hiperativos) e ansiosos. A causa de sua condição foi um divórcio traumático entre seus pais quando ele tinha sete anos e um ambiente familiar instável em sua juventude. Como ele experimentou estresse contínuo quando criança, todo o seu desenvolvimento, desde a infância até a idade adulta, foi o de uma pessoa estressada. A constante sensação de ameaça e a instabilidade deixaram sua mente sem meios de se sentir segura, e ele começou a desenvolver mecanismos de enfrentamento (*coping*) que eram disfuncionais ao ritmo natural de seu corpo.

O tratamento de John envolveu resolver a dor emocional de suas memórias usando psicoterapia e medicamentos homeopáticos e também estabilizar suas glândulas suprarrenais, que estavam desequilibradas devido à ansiedade crônica com a qual ele cresceu (abordaremos os medicamentos homeopáticos e as glândulas suprarrenais nos próximos capítulos). Com o aconselhamento, ele percebeu quanto estresse ele ainda carregava devido à tensão que viveu em sua infância. Com o aconselhamento, ele também desenvolveu a consciência e o poder de lidar com sua ansiedade e reconsiderar o ambiente adulto com menos estresse e mais paz. Ele se sentiu mais seguro ao confiar em seu ambiente externo. Após algumas sessões de aconselhamento e medicina naturopática, a condição de John foi completamente resolvida e ele não teve mais episódios maníacos. Isso porque ele não apenas curou seu corpo, mas conseguiu resolver seus padrões de apego emocional.

Eventos negativos do seu passado atrapalham sua expressão autêntica e alteram a maneira como você interage com os outros. Ao continuar a viver de maneira a compensar estes acontecimentos, você perpetua os sentimentos negativos que carrega consigo. A cura emocional é uma oportunidade de despertar o eu mais saudável e feliz dentro de você e interagir com os outros e com o mundo de uma maneira mais positiva, que inevitavelmente lhe proporcionará experiências mais positivas. Ao se recuperar emocionalmente de eventos passados, você começará a se sentir mais confiante e aberto em sua vida. Com uma saúde melhor, você pode oferecer uma vida mais empoderada e positiva.

Descarregar e resolver o estresse e os EHPs é possível através de aconselhamento, psicoterapia, conversando com um amigo, resolvendo conflitos e perdoando. Algumas das melhores terapias que experimentei que liberam EHPs incluem a gestalt, a programação neurolinguística (PNL), a técnica de libertação emocional (EFT), a dessensibilização e reprocessamento dos movimentos oculares (EMDR, um tipo de psicoterapia), meditação e outras técnicas corporais, abordadas em capítulos posteriores. Os medicamentos homeopáticos e os florais de Bach, sobre os quais falaremos em seus próprios capítulos, são medicamentos energéticos que também são muito eficazes na resolução dos EHPs.

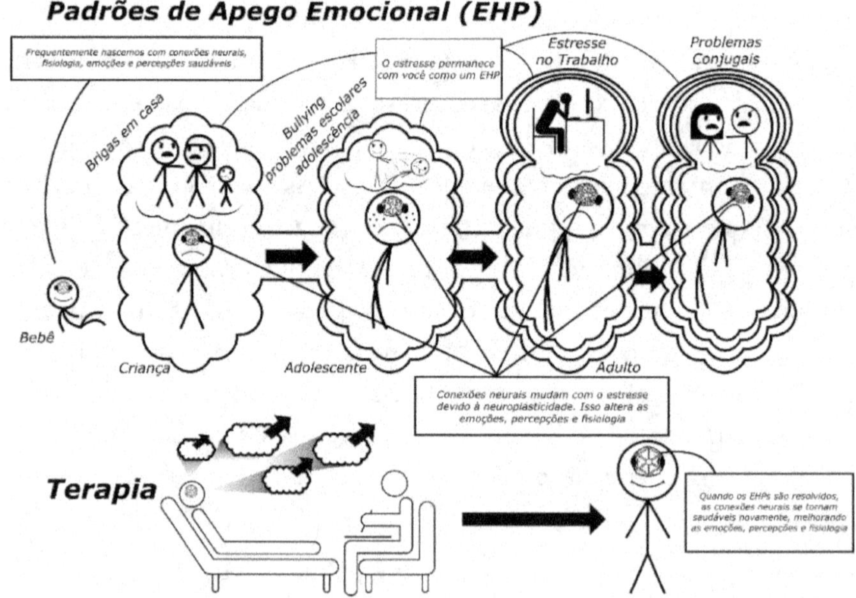

COMO O CORPO AFETA A SAÚDE EMOCIONAL

"Manter o corpo saudável é um dever; de outro modo não seremos capazes de manter nossa mente forte e clara."

~ Buda

EU PASSEI MUITO tempo tentando psicoterapia e cura emocional com terapeutas diferentes. Tudo funcionava razoavelmente bem; no entanto, sempre havia um desconforto latente em minhas emoções. Foi apenas quando comecei a me exercitar regularmente, me tratar com suplementos nutricionais e comer alimentos bons para mim que comecei a ver resultados permanentes na minha força emocional.

As *doenças* emocionais geralmente são causadas por um desequilíbrio químico (neurotransmissores) no corpo e no cérebro. A maioria das pessoas supõe que problemas emocionais também se devam apenas a desequilíbrios químicos no cérebro. Os neurotransmissores, no entanto, são produzidos e balanceados por muitos órgãos do corpo, não apenas pelo cérebro, e as flutuações de humor costumam ser um sinal de que há algo de errado acontecendo com um dos outros órgãos.

"Helen" veio me ver devido a sintomas como insônia, ansiedade e períodos menstruais dolorosos e irregulares. Ela estava comendo muito açúcar e bebia três xícaras de café por dia. O café estava interferindo em sua função hepática, o que afetava seu sono e seus hormônios (explico mais sobre isso no capítulo *"O fígado e o bem-estar emocional"*). O açúcar e o café também estavam reduzindo seus *neurotransmissores do bem-estar*, comprometendo as glândulas suprarrenais e o sistema digestivo, o que explicarei nos próximos capítulos. Sua falta de sono a estava deixando exausta e piorando sua ansiedade. Ela comia poucos vegetais, o que privava seu corpo de bons nutrientes e danificava ainda mais seu sistema digestivo, tornando sua saúde ainda pior.

Modificamos sua dieta, removendo o café e o açúcar e aumentando vegetais e alimentos ricos em proteínas, como peixe e frango. Limpamos o fígado dela usando ervas e outros métodos descritos mais adiante neste livro. Os resultados foram surpreendentes. Seus períodos menstruais tornaram-se regulares, suas dores menstruais desapareceram completamente, sua ansiedade foi embora e os padrões de sono saudáveis retornaram em três semanas. Além disso, seus níveis de energia e concentração melhoraram drasticamente, e ela recebeu uma promoção no trabalho. Suas dores de cabeça, que ela mal havia mencionado, também desapareceram. Isso é alcançar a saúde ideal. Melhorar sua dieta e restaurar a saúde de seus órgãos pode trazer benefícios surpreendentes à sua vida.

"Devemos nos voltar para a natureza, para a observação do corpo saudável e enfermo, para aprender a verdade."

~ Hipócrates

Os órgãos e sistemas, além do cérebro, que desempenham um papel essencial na estabilidade emocional são as *glândulas suprarrenais,* a *tireoide,* o *sistema digestivo* e o *fígado.* Esses sistemas também são cruciais para a base de sua saúde geral. Mantê-los saudáveis evita e trata muitas outras doenças, incluindo artrite, desequilíbrios hormonais, cistos ovarianos, miomas, asma, eczema, problemas digestivos e vários outros problemas crônicos de saúde.

Há muitos fatores que afetam diretamente a saúde de todos os seus órgãos e os níveis de neurotransmissores em seu corpo e, portanto, influenciam suas emoções. Aqui estão alguns:

- Deficiências de nutrientes e vitaminas, como vitamina B3, vitamina B6, vitamina B12, vitamina C, ácido fólico, zinco, ácidos graxos essenciais e outros nutrientes que afetam a saúde mental.

- Dietas ruins, tais como excesso de carboidratos e de açúcares simples ou pouca proteína e vegetais.

- Absorção insuficiente de nutrientes devido a um mau funcionamento do sistema digestivo.

- Intolerâncias alimentares e alergias.

- Quantidade de exercícios. O exercício regular reduz a depressão e a ansiedade, aumentando os neurotransmissores em seu corpo e aumentando a oxigenação do cérebro e dos órgãos.

- Equilíbrio do açúcar no sangue. Níveis instáveis de açúcar no sangue geralmente causam sentimentos de ansiedade ou depressão, especialmente quando o açúcar não é suficiente para alimentar o cérebro.

- Desequilíbrios hormonais causados por estrógenos externos, pílulas anticoncepcionais e toxicidade da água.

- Toxicidade ambiental e de metais pesados, como chumbo, cobre, mercúrio, alumínio, pesticidas, e toxicidade química.

Nos capítulos seguintes, você aprenderá a remediar estes fatores e retomar o controle do seu bem-estar físico e emocional.

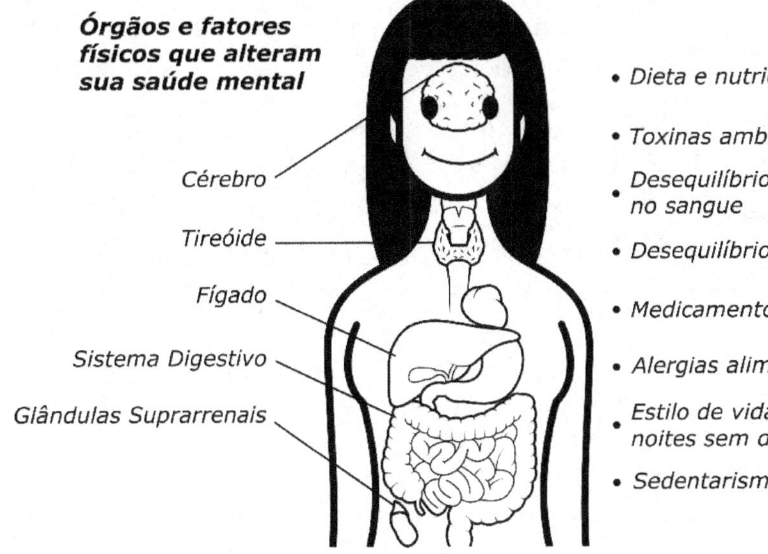

O que São Ansiedade e Depressão?

"Assim como as correntes invisíveis criam ventos que você pode sentir, que movem as folhas, que você pode ver, os pensamentos invisíveis criam emoções que você pode sentir, que criam doenças ou curas, que você pode ver. Somos todos natureza......"

~ Dr. Ameet Aggarwal ND

NÃO GOSTO DE usar a palavra *depressão* porque ela tem uma conotação tão pesada e permanente que carrega seu próprio estigma. A palavra depressão não parece ajudar ninguém a superar seu estado emocional, e às vezes parece fazer as pessoas se sentirem ainda piores quando são rotuladas com ela. Não é um rótulo *orientado à solução*. *Dificuldade* emocional é uma palavra melhor, pois passa a ideia de uma situação temporária, então a uso aqui como sinônimos das palavras ansiedade e depressão.

Depressão, ansiedade e outros transtornos mentais são diagnosticadas por médicos de acordo com o *Manual Diagnóstico e Estatístico de Transtornos Mentais* (DSM-V). Neste manual, diferentes rótulos são dados a diferentes condições mentais, dependendo dos sintomas que uma pessoa tem e da frequência e intensidade destes sintomas. Rótulos dados incluem *depressão, ansiedade, transtorno obsessivo-compulsivo, depressão maior, transtorno afetivo sazonal, transtorno de ansiedade generalizada, paranoia, bipolar, esquizofrenia, transtorno de estresse pós-traumático,* e outros.

Sintomas semelhantes existem em diferentes rótulos, é claro. Por exemplo, tanto pessoas com transtorno de ansiedade generalizada quanto pessoas com depressão maior experimentam sintomas de ansiedade, embora a frequência e a intensidade dos sintomas em cada rótulo sejam diferentes.

Da mesma forma, pessoas com transtorno obsessivo-compulsivo e transtorno de ansiedade generalizada experimentam graus variados de paranoia e ansiedade, apenas em quantidades diferentes e com comportamentos resultantes diferentes.

Embora diferentes condições mentais recebam nomes diferentes, muitas compartilham desequilíbrios químicos semelhantes. Essa semelhança significa que diferentes transtornos do humor são, na verdade, processos semelhantes no corpo, com diferentes gatilhos e diferentes níveis de intensidade. Dito isto, tente não se apegar emocionalmente a um diagnóstico que possa ter recebido de um médico. A causa que está na raiz do problema, o sistema de órgãos afetados e sua individualidade são mais relevantes para sua recuperação. Ao conhecer esses aspectos fundamentais, o tratamento se torna mais simples e mais eficaz.

No caso de Jane, é importante perceber que seus sintomas de ansiedade e depressão eram resultado de sua resposta única a um pai abusivo e a um ambiente doméstico instável. Como Jane é diferente de qualquer outra pessoa, a maneira como ela responde ao estresse, dieta ou influências ambientais é diferente de como outras pessoas reagiriam em circunstâncias semelhantes. Também é vital entender que outras pessoas com emoções semelhantes a Jane podem ter uma causa diferente para suas emoções e precisam de uma abordagem diferente em seu tratamento.

Por exemplo, outra paciente minha, Tina, trinta e três anos de idade, sofria de ansiedade e depressão desde criança. Não importava o quanto ela tentasse frequentar as sessões de aconselhamento, ela não melhorava. Finalmente descobrimos que ela sempre ficava ansiosa e deprimida depois de comer derivados de trigo. Seu sistema digestivo era intolerante ao glúten, uma substância encontrada no trigo e em outros grãos. As reações químicas ao glúten em seu corpo estavam alterando a química do cérebro, levando-a à depressão. Depois de remover o trigo de sua dieta, ela se recuperou completamente!

Sintomas de Depressão e Ansiedade

Em geral, uma pessoa é diagnosticada com depressão quando apresenta cinco dos sintomas abaixo na maior parte do tempo, persistindo por mais de duas semanas e caso esses sintomas interfiram em sua vida social ou profissional. Acredito que muitos de nós sofrem com alguns desses sintomas o suficiente para tornar uma cura necessária, mesmo que não talvez não tenhamos sido diagnosticados com um transtorno mental.

- Sentimentos excessivos de culpa, desesperança, desespero e/ou inutilidade.

- Dificuldade de concentração ou dificuldade de tomar decisões.

- Distúrbios do sono — insônia ou sono excessivo.

- Irritabilidade desnecessária ou crônica.

- Evitação de situações e atividades sociais ou afastamento das pessoas.

- Fadiga ou sensação de cansaço frequentemente sem motivo aparente. Falta de motivação, interesse ou prazer nas atividades que costumava apreciar.

- Choro frequente sem motivo aparente, tristeza contínua, falta de prazer nas atividades.

- Perda ou aumento do apetite ou peso.

- Pensamentos frequentes sobre suicídio.

Sinais típicos de ansiedade incluem:

- Pânico, inquietação, hiper excitação, medo, paranoia e pensamentos intrusivos ou indesejados.

- Incerteza, apreensão, indecisão, desesperança ou sensação de paralisia.

- Preocupação constante, tensão, ansiedade ou sentimentos de desconforto que não têm explicação definida.

- Incapacidade de se sentir confiante em gerenciar situações simples.

Às vezes, depressão e ansiedade podem se manifestar com sinais físicos, como:

- Movimentos intestinais frouxos, diarreia, cólicas estomacais ou náusea

- Respiração difícil ou superficial, aperto no peito, palpitações, sensação de desmaio, tontura, boca seca ou mãos suadas.

- Dores musculares, aperto na mandíbula, ranger de dentes à noite ou durante o dia, falta de sono ou fadiga crônica.

Situações diversas que podem causar ansiedade incluem:

- Estar em reuniões sociais.

- Ser deixado sozinho, se sentir desconfortável quanto está sozinho.

- Quando os níveis de açúcar no sangue caem demais, devido a problemas fisiológicos, como episódios hipoglicêmicos.

- Quando alguém é confrontado com suas fobias; por exemplo, reprovar em um teste, conhecer pessoas, ver um cachorro ou animal do qual se tenha medo, estar em lugares altos.

- Quando alguém é lembrado de uma experiência traumática que não foi totalmente resolvida. Isso é visto com mais frequência no transtorno de estresse pós-traumático (TEPT).

Pessoas diferentes respondem de maneira diferente a situações semelhantes, e é por isso que cada pessoa precisa ser tratada de maneira única e individual. A forma como uma pessoa manifesta seus sintomas, seja ansiedade, depressão ou paranoia, depende de suas características únicas, incluindo genética, dieta e composição física e emocional. As condições de vida, os níveis de estresse social e no trabalho, os sistemas de apoio de outras pessoas e de programas comunitários, o status socioeconômico e outros fatores também afetam a capacidade de lidar com o estresse e o modo como as emoções se desenvolvem.

Exercícios Mentais Para o Bem-Estar e a Cura do Passado

"Um homem ocupado demais para cuidar de sua saúde é como um mecânico ocupado demais para cuidar de suas ferramentas."

~ Provérbio Espanhol

UMA PARTE PRIMITIVA do seu cérebro, conhecida como sistema límbico, foi projetada para protegê-lo através de mecanismos instintivos de sobrevivência. Seu sistema límbico reage automaticamente a situações baseadas em experiências estressantes anteriores, e pode **continuar a se comportar** de modo defensivo, mesmo que a experiência inicial ameaçadora não esteja mais presente em sua vida. Se uma experiência traumática ou estressante não for totalmente resolvida, seu cérebro continuará inconscientemente a enviar sinais de estresse ao seu corpo, especialmente às glândulas suprarrenais. Esses sinais deixam seu corpo sob estresse desnecessário e prolongado, levando inevitavelmente a fadiga adrenal, doenças e problemas emocionais.

Psicoterapia, técnicas de libertação emocional (EFTs), medicamentos homeopáticos e outras terapias descritas a seguir ajudam a libertar o cérebro do seu estado inconsciente de estresse e levá-lo de volta ao seu estado de relaxamento ou neutro, o que também interrompe a pressão que a sua mente coloca nas glândulas suprarrenais. Na verdade, curar memórias emocionais estressantes *transforma conexões neurais patológicas* no seu cérebro em conexões mais saudáveis, usando a neuroplasticidade, que é a capacidade do seu cérebro de reorganizar suas conexões nervosas. Tais mudanças realmente alteram as interpretações emocionais que você faz de memórias antigas estressantes, permitindo que você tenha emoções mais positivas e uma perspectiva de vida saudável duradoura.

Os exercícios deste capítulo ajudam seu cérebro a resolver situações estressantes do seu passado. Eles permitem que seu cérebro substitua emoções negativas ou estressantes por emoções e padrões de pensamento mais saudáveis usando a neuroplasticidade. Isso te deixará menos traumatizado e menos estressado do que antes. Ao fazer esses exercícios, lembre-se de reduzir a inflamação e curar seu corpo também, como descrevo na Parte 2 deste livro. **A inflamação e um corpo doente reduzem a capacidade do seu cérebro de fazer conexões nervosas mais saudáveis**, dificultando a sensação de bem-estar emocional, mesmo que você tente permanecer positivo com esses exercícios.

A prática diária desses exercícios reduzirá sua predisposição ao estresse, ansiedade, depressão e pensamentos negativos. Sua mente começará a se sentir segura. Quando sua mente se sente segura, você começa a relaxar e se torna mais aberto a sentimentos mais felizes. Ter uma mente positiva e relaxada também te ajuda a esperar experiências mais positivas em sua vida, o que muda a maneira como você aborda a vida e te traz circunstâncias melhores. Sua felicidade geral resultará, portanto, mais da **cura interna** de suas próprias percepções e emoções do que de mudanças nas circunstâncias externas de sua vida.

Desenvolvendo Resiliência Emocional

Você pode fazer os exercícios que estou prestes a compartilhar diariamente para desenvolver uma mentalidade positiva e uma melhor resiliência emocional. Use-os regularmente, especialmente quando estiver passando por momentos difíceis, e esteja atento às mudanças! Os exercícios podem ser feitos separadamente ou juntos, e alguns podem ser feitos todos os dias. Eu sugiro fazer todos os exercícios e fazer os exercícios diários regularmente. Tente fazer cada exercício depois de lê-lo, em vez de simplesmente imaginá-los em sua mente. Você precisa se envolver totalmente nesses exercícios para que sua mente experimente o benefício completo que eles trazem.

O Que Deu Certo no Dia Anterior

Pesquisas mostram que lembrar e escrever o que foi bom para você durante o dia aumenta sua felicidade por períodos mais longos. Eu sempre faço esse exercício de manhã na cama, especialmente quando costumava acordar com aquela terrível sensação de pavor, desespero e tristeza. Lembrar e escrever experiências positivas ajuda seu cérebro a reconhecer melhor que experiências positivas são realmente uma parte de sua vida e que não há muito o que mudar em sua vida para que você se sinta bem todos os dias. Escrever e focar em experiências positivas todos os dias também quebra seu padrão de experimentar pensamentos e crenças negativas, e você acabará percebendo que pode se sentir bem na maioria das vezes.

No final do dia e todas as manhãs, quando você acordar, repasse mentalmente ou escreva o que você realizou ou o que foi bom para você durante o dia e no dia anterior. Pode ser ter terminado uma tarefa, conseguido se exercitar, ter saído com um amigo, rido ou até recebido um sorriso de alguém. Tente reconhecer pelo menos oito circunstâncias que foram boas para você ou que o fizeram feliz. Tente agora. Reserve vinte minutos para anotar tudo o que correu bem ou que não deu errado nos últimos dois dias.

Dar a Si Mesmo Permissão Para Se Curar

Muitos de nossos problemas emocionais vêm de uma resistência inconsciente que temos para nos permitir aceitar uma maneira melhor de ser. Muitos de nós também **não estão dispostos a abandonar** certas ideias ou emoções às quais acabamos nos acostumando. Você pode até não estar ciente dessas resistências sutis que o impedem de se sentir melhor. Eu criei um exercício que permite superar algumas dessas resistências inconscientes. Usei esse exercício com êxito ao trabalhar com vítimas do ataque terrorista do Quênia no Westgate e, mesmo após uma experiência tão traumática, vi a ansiedade das pessoas se dissipar, sua respiração mudar, seu trauma e tensão se transformarem em um suspiro e um sorriso de alívio. É um exercício muito poderoso, se for realizado da maneira correta.

Eu gostaria que você iniciasse um exercício diário em que diz a si mesmo: "é seguro (...ser feliz, se sentir desta forma, desapegar, me curar, se sentir forte, estar apaixonado, etc....)" ou "eu posso..." e sinta o que acontece dentro de você quando alguns de seus pensamentos limitantes começam a surgir. Este é um exercício poderoso que você pode fazer sempre que sentir algum desconforto emocional. Eu o usei muitas vezes e sempre fico surpreso ao descobrir quais os pensamentos que estão me detendo, sem que eu nem mesmo saiba.

Sempre que você experimentar este exercício, procure dentro de si o que gostaria de sentir ou contra o que está lutando e diga "É seguro...". Adicione a palavra "às vezes" ou "de vez em quando" após a frase. Isso ajuda sua mente a aceitar suas frases com muito mais facilidade.

Mesmo que sinta algo negativo e não saiba qual crença está te detendo, tente dizer "É seguro me sentir assim e me recuperar". Você de repente se dará permissão para abandonar sua luta interna e sentirá uma sensação de alívio e força interna. Listo algumas frases para ajudá-lo no seu caminho. Observe como você se sente depois de dizer cada uma dessas frases. Se você sentir alguma resistência ou emoção surgindo, aceite esses sentimentos e permita que eles mudem à medida em que você medita mais profundamente em sua intenção positiva.

"É seguro (Eu posso) me sentir bem às vezes."

"É seguro (Eu posso) ser feliz novamente."

"É seguro (Eu posso) ser rico e bem-sucedido às vezes."

"É seguro (Eu posso) aceitar esses sentimentos às vezes."

"É seguro (Eu posso) me apaixonar de novo ou amar alguém de novo às vezes."

"É seguro (Eu posso) estar no comando novamente."

"É seguro (Eu posso) sentir amor por mim mesmo de vez em quando."

"É seguro (Eu posso) me sentir assim às vezes."

"É seguro (Eu posso) sorrir para mim mesmo de vez em quando."

"É seguro me sentir importante novamente, de vez em quando."

"É seguro me amar de novo, de vez em quando."

Sendo Grato

Eu costumava ter problemas com o que significa *ser grato*. Eu pensei que estava sendo grato porque não estava criticando nada na minha vida. Pensei que, no fundo, já estava me sentindo agradecido. No entanto, depois de alguns despertares e percepções em minha vida, comecei a perceber que agradecer é apreciar plena e ativamente sentimentos e detalhes específicos sobre pessoas, coisas ou eventos. Ser grato envolve um reconhecimento real, de coração, em vez de algo que você pensa que já faz, em silêncio, no fundo de sua mente. Ser grato não vai roubar um tempo precioso de outras coisas importantes da sua vida, mas sim lhe dar um tempo para sentir o que é realmente precioso em sua vida.

Ser grato é uma maneira poderosa de melhorar seu bem-estar emocional. Estudos mostram que pessoas que praticam gratidão são **menos estressadas e menos deprimidas**. Se você acordar de manhã ansioso ou apavorado, passe alguns momentos sentindo gratidão o máximo que puder e pense novamente em tudo que tem corrido bem, tudo que não deu errado ou que fez você sorrir ou relaxar no dia anterior. Todos os dias, escreva dez coisas pelas quais você é grato. Ao acordar de manhã, agradeça por esse dia maravilhoso e agradeça por pelo menos cinco coisas pelas quais você é ou pode ser grato. Procure na sua mente por pessoas que você poderia ter agradecido. Se alguém já foi gentil com você no passado, agradeça-os verbalmente — ou mentalmente, se você não conseguir contatá-los — mesmo que tenha passado algum tempo desde que você os viu pela última vez.

Em vez de pensar no que não está indo bem na sua vida ou no que você ainda não conseguiu, pense no quanto você queria algumas das coisas que você tem agora e reconheça que elas estão na sua vida e aprecie isso. Mesmo nas circunstâncias mais difíceis, onde aparentemente não há nada de benéfico, encontre algo pelo qual possa agradecer, mesmo que não esteja relacionado à situação difícil. Buscar por aspectos positivos de situações difíceis **transforma a maneira como você reage à vida** e lhe dá a coragem de ser mais proativo e criar mudanças mais positivas para si mesmo. Praticar a gratidão regularmente todos os dias infundirá em sua mente pensamentos e emoções positivas, de modo que você terá menos probabilidade de incorrer em sentimentos negativos.

Faça um **compromisso** consigo mesmo de, **nos próximos sete dias**, imaginar apenas o que está indo bem ou o que correu bem, fazendo isso ao longo do dia durante sete dias, independentemente do que estiver acontecendo. Se você está estressado ou há uma situação estressante, faça uma pausa e desvie sua mente para pensar no que você agradece ou no que correu bem no dia anterior ou no que está indo bem para você em sua vida. Podem ser coisas simples como "eu tenho uma cama para dormir", "tenho um salário", "sou grato pela minha respiração" ou "tenho uma família ou pessoas que se preocupam comigo". Com o tempo, sua mente terá automaticamente pensamentos mais positivos e se afastará de pensamentos estressantes e emoções dolorosas. Vá em frente agora e escreva cerca de dez coisas pelas quais você pode agradecer no espaço abaixo:

Definindo Intenções Positivas

"Desejar estar bem faz parte de ficar bem."

~Sêneca

À s vezes, quando queremos mudanças em nossa vida, focamos demais no aspecto negativo do qual queremos nos livrar. Em vez disso, fale sobre o que você deseja de uma maneira positiva. Declare o que deseja, o que dá à sua mente e ao seu coração uma clara intenção de trabalhar, em vez de dizer do que deseja se livrar, que acaba sendo mais uma reclamação e reforça seus pensamentos e sentimentos negativos. Por exemplo, em vez de dizer: "Quero me livrar da minha tristeza e depressão", diga palavras como, "Quero me sentir mais feliz na minha vida". A segunda frase aumenta a sensação do que você deseja em você e o torna mais consciente das etapas envolvidas para chegar até onde quer estar. Também o conscientiza de certos **sentimentos ou ideias** que você tem e dos quais **não estava disposto a desistir**. Essa clareza aumenta sua habilidade de tomar as medidas necessárias para trazer mudanças positivas para a sua vida. Escreva pelo menos dez frases positivas de mudança e leia-as em voz alta pelo menos uma vez por dia ou sempre que estiver se sentindo triste.

Aqui estão algumas frases de mudança positiva que te ajudarão a começar:

- Quero ser mais calmo em minha vida (em vez de dizer: "Quero ser menos ansioso".)

- Quero sorrir com mais frequência.

- Quero ter pensamentos mais positivos

- Quero ser e me sentir feliz. Quero rir mais.

- Quero estar em um relacionamento feliz e que me faça bem.

- Quero estar em um lugar onde me sinta livre e feliz.

- Quero ter pensamentos positivos sobre o futuro.

- Quero me sentir revigorado pela manhã.

- Quero me sentir financeiramente livre.

- Quero ser mais feliz comigo mesmo; quero pensar em mim mesmo e sorrir.

- Quero me sentir mais confiante das minhas habilidades. Quero me curar.

Seja específico sobre seus objetivos e desejos. Vá em frente e escreva um pouco agora. Esforce-se, explore, aproveite e sinta realmente o que deseja! No começo, pode ser difícil definir exatamente o que você deseja; no entanto, ao fazer esse processo, surgirá uma sensação de clareza e será mais fácil imaginar o que realmente faz você se sentir melhor. Depois de um tempo, você começará automaticamente a abandonar a tristeza, o desespero e outros padrões negativos de pensamento, e poderá se concentrar mais em pensamentos e emoções positivas.

Meditações Efetivas

"Natureza, tempo e paciência são três grandes médicos."

—*H. G. Bohn*

Houve um tempo na minha vida em que fiquei extremamente estressado, confuso e indeciso e não tinha noção do que realmente queria para mim. Fui a diferentes terapeutas, e todos eles ajudaram um pouco, mas nada deu fim à confusão ou me deu uma sensação de paz até que eu comecei a meditar. Por mais simples que pareça, foi um dos presentes mais poderosos que dei a mim mesmo. Isso me ajudou a me conectar a uma verdade interior que eu realmente sentia como minha, e isso me deu muito poder para manter a calma, tomar minhas próprias decisões e entender o que eu realmente queria para mim.

A maioria das pessoas tem seu próprio modo específico de meditar; no entanto, algumas pessoas acham muito difícil meditar. Descrevo algumas técnicas simples para você abaixo. Em vez de tentar meditar por um longo tempo em uma sessão, é realmente mais terapêutico fazer **meditações mais curtas com frequência ao longo do dia,** mesmo por apenas cinco minutos por vez. A meditação ajuda você a desenvolver pensamentos mais positivos e a tomar decisões mais racionais. A meditação diária melhora os níveis de neurotransmissores no cérebro, reduz a ansiedade, melhora o humor, ajuda a resolver problemas emocionais mais profundos e conecta você ao seu eu espiritual superior.

Uma simples meditação

- Sente-se em uma posição confortável em uma almofada no chão ou em uma cadeira, com as costas retas e as mãos apoiadas nas coxas, palmas pra cima.

- Toque as pontas dos polegares nas pontas dos dedos indicadores. Feche os olhos suavemente e mude o foco da sua mente para a sua respiração, permitindo que ela siga seu ritmo natural.

- Imagine que sua respiração é feita de luz branca e amor, e toda essa luz e amor está **permeando todas as células** do seu corpo e curando cada parte de você onde quer que vá, incluindo seus pensamentos e emoções.

- Medite em um ambiente calmo, limpo e organizado, de preferência perto de algumas plantas ou na natureza. Compartilhe sua luz de cura e amor com as plantas ao seu redor e imagine as plantas compartilhando sua luz de cura e amor com você. Isso aumenta a quantidade de energia positiva que você recebe do meio ambiente.

- Medite por pelo menos dois minutos sempre que tiver a oportunidade durante o dia e, em seguida, vá aumentando aos poucos até chegar a dez minutos ou mais.

- Se sua mente ficar cheia de pensamentos durante a meditação, observe-os sem tentar afastá-los e sem julgá-los. Ao observar esses pensamentos, observe quais reações eles provocam em você e permita que essas reações ocorram sem lutar contra elas. Deixe esses pensamentos desaparecerem suavemente conforme você retorna à sua visualização. Permitir que seus pensamentos e sentimentos entrem e saiam durante a meditação desenvolve harmonia e paciência em sua mente e ajuda você a se sentir mais confortável e confiante em si mesmo. À medida que você se sentir mais confortável com seus sentimentos, seus pensamentos terão menos poder para criar tensão em seu corpo.

- Outra maneira de meditar é visualizar palavras como *alegria, amor, perdão e paz*. **Sorrir e meditar palavras positivas** pode ser muito animador. Feche os olhos e imagine a palavra *alegria*, e deixe seus sentimentos seguirem a ideia de alegria. Sorria quando se lembrar de sorrir e relaxe na sensação de alegria.

- Outras formas de meditação, além de focar na respiração, incluem a visualização de imagens diferentes, como uma luz dourada no centro da sua testa, uma chama de vela crepitando calmamente, o oceano, o céu ou a natureza.

Meditar diariamente cria harmonia em seu coração, e você se sentirá menos perturbado por situações estressantes. A positividade virá mais naturalmente para você e você começará a se sentir mais confortável consigo mesmo.

Perdão, Decepções e Expectativas

O perdão pode ser uma coisa difícil às vezes. Muitos de nós, mesmo quando tentamos perdoar, ainda nos sentimos magoados ou decepcionados. Isto é normal. Mesmo sabendo que pode ser bom perdoar alguém ou algo, sua mente pode não estar pronta para desapegar ou esquecer. De fato, às vezes dizer *"eu te perdoo"* a alguém ainda te deixa com a sensação de que algo de errado aconteceu entre vocês e que a pessoa ainda pode ser culpada.

Através do meu treinamento em terapia de constelações familiares, encontrei uma nova maneira humilde e mais completa de dizer "eu te perdoo". É dizendo: "Sinto muito que isso tenha acontecido comigo e com você" ou "Sinto muito que isso tenha acontecido conosco" ou "Sinto muito que isso tenha acontecido entre nós" ou uma outra versão semelhante. Dizer dessa maneira permite que você aceite e se desapegue da situação de maneira mais completa e pacífica. Também remove qualquer culpa que você ainda detenha para a pessoa e não o deixa com uma falsa sensação de superioridade. Experimente. Mesmo que você não tenha vontade de perdoar alguém que o machucou ou decepcionou, tente dizer isso diretamente a essa pessoa ou em sua mente e veja o que acontece. O perdão liberta a sua mente de energia negativa, pensamentos negativos e culpa. E te permite avançar de maneira mais pacífica e positiva.

Ressentimento e decepção atormentam sua mente, tornam você mais negativo e impedem que você viva a vida de maneira positiva. Da mesma forma, expectativas não atendidas podem ser uma grande fonte de energia inconsciente depressiva que carregamos conosco. Se acordo com alguns terapeutas, decepções e expectativas não atendidas, especialmente relacionadas aos nossos pais, podem ser uma fonte de depressão crônica sem que sequer percebamos. Pense em todas as decepções ou expectativas não atendidas que você experienciou com as pessoas. Se você esperava que eles fizessem algo por você, ou se eles se comportaram de uma certa maneira, ou se eles levaram algo seu — seja o que for, faça uma verificação mental e veja se você tem raiva, ressentimento, decepção ou sentimentos tristes conectados a alguma destas lembranças. Agora, deixe de lado essas expectativas e decepções e diga a *frase de perdão, "Sinto muito que isso tenha acontecido..."* para todas essas lembranças. Faça um esforço mental para se afastar dessa energia estagnada que o impede de viver a vida e sorrir para si mesmo com frequência. Diga, "É seguro deixar para lá", ou "É seguro me sentir assim", ou "É seguro perdoar às vezes", ou qualquer outra frase que o libertará das garras do ressentimento e decepção. Depois que você se afastar desses sentimentos, seu cérebro irá se reorganizar e você liberará algum espaço mental para pensamentos e sentimentos mais positivos.

Técnica de Libertação Emocional

Desenvolvida por Gary Craig, a Técnica de Libertação Emocional (EFT) é um dos métodos em uso crescente para encontrar alívio de problemas emocionais. Na EFT, você **faz declarações** sobre seus sentimentos e **toca em determinados pontos de acupuntura** em seu corpo. Embora a EFT possa parecer estranha de início, ela traz alívio emocional significativo imediatamente e transforma crenças e percepções negativas em experiências mais positivas.

- Para realizar a EFT, escolha uma emoção ou experiência com a qual esteja lutando e que deseja mudar para uma mais positiva.

- Com a ponta dos dedos da mão direita, toque na lateral da parte macia da palma da mão esquerda, logo abaixo do seu dedo mínimo (conhecido como "ponto de golpe do karatê") enquanto diz a seguinte frase três vezes: "Mesmo que eu... (diga seu problema aqui, por exemplo, "esteja magoada com a arrogância do meu parceiro em relação a mim" ou "esteja me sentindo realmente deprimida agora"), eu me amo, aceito e respeito profunda e completamente."

- Encurte sua frase inicial para uma frase resumida (por exemplo, a frase acima pode se tornar "prejudicada pela arrogância de Steven") e toque pelo menos três vezes nos seguintes pontos do seu corpo, na ordem apresentada, enquanto dizendo a versão abreviada da sua frase:

  1. *No osso próximo ao canto interno da sobrancelha (olho esquerdo ou direito, não importa)*

2. *No osso na borda externa do olho*

3. *No osso embaixo do olho*

4. *Na parte macia acima do lábio e debaixo do nariz*

5. *Na parte macia acima do queixo e abaixo do lábio inferior*

6. *Na parte interna da clavícula*

7. *Na quarta costela, debaixo do peito*

    Na lateral das costelas, debaixo da axila

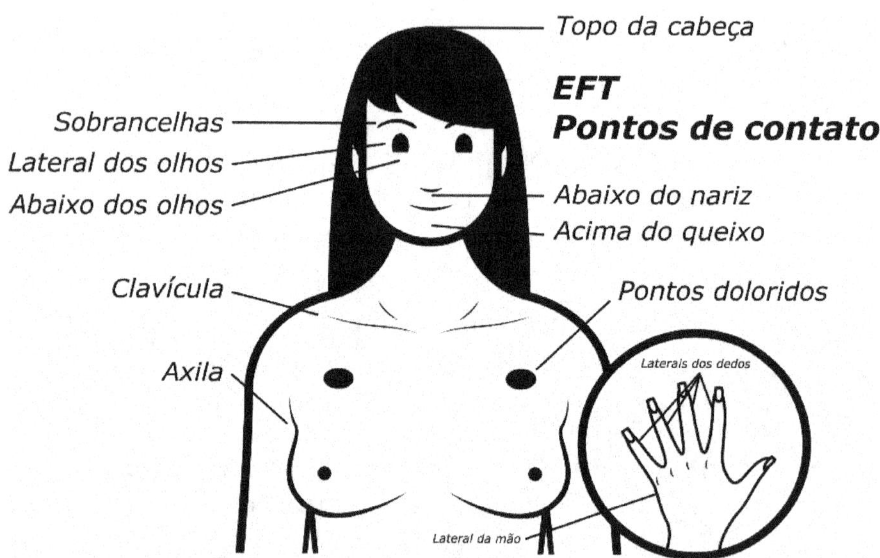

Você pode sentir uma mudança na consciência sobre seus sentimentos e pode **fazer alterações na sua frase para corresponder aos seus novos sentimentos**. Por exemplo, você pode dizer "menos deprimida" ou "sentindo-se aliviada" enquanto continua tocando nos pontos descritos acima. Depois de chegar ao final, no ponto de toque debaixo da axila, comece novamente se ainda tiver sentimentos negativos. Mude sua frase para que corresponda bem a qualquer novo sentimento que esteja sentindo. Esta é uma versão simplificada da EFT, e mais detalhes e pontos de toque mais precisos podem ser encontrados na internet, incluindo manuais gratuitos sobre EFT. A beleza da EFT é que ela usa pontos de acupuntura e afirmações positivas para criar novas conexões neurais no cérebro, além de descarregar padrões de apego emocional, criando benefícios em longo prazo com muita facilidade.

RUMINAÇÃO DA CURA

"Às vezes a sua alegria é a fonte do seu sorriso, mas às vezes o seu sorriso pode ser a fonte da sua alegria."

—*Thich Nhat Hanh*

A ruminação acontece quando você passa um tempo pensando negativamente sobre seus problemas, autorreflexão negativa, se concentra em sentimentos associados a situações negativas em sua vida ou pensa em como poderia ter feito as coisas de maneira diferente. A ruminação geralmente envolve outros pensamentos, como medo, preocupação, arrependimento, culpa e vergonha, que **não são orientados para a solução nem te fazem avançar**. A ruminação estressa seu cérebro e piora a ansiedade e a depressão, além de impedir que você se envolva em pensamentos, conversas, relacionamentos e atividades mais saudáveis que evitariam sentimentos negativos. O mais triste é que pessoas estressadas, ansiosas, cansadas e deprimidas acham mais difícil do que outras parar com a ruminação e transformar seus pensamentos em pensamentos mais positivos, fazendo com que este se torne um círculo vicioso.

A ruminação acontece quando sua mente não resolve ou não consegue resolver completamente uma experiência emocional difícil. O aconselhamento, especialmente a psicoterapia, reduz a ruminação, ajudando a aceitar as experiências emocionais. Ao compartilhar seus sentimentos com um terapeuta e liberar emoções difíceis, seu cérebro cria **novas conexões neurais** que são **menos carregadas emocionalmente**. Essa cura permite que você se sinta mais feliz e tenha pensamentos mais saudáveis.

Às vezes, é difícil evitar o hábito da ruminação porque envolve processos de pensamento que estão tentando resolver questões importantes em sua vida. Mesmo que você queira parar, pode sentir-se ansioso em deixar de lado a ruminação, porque isso significa que você deixará seu problema sem solução e ficará vulnerável à situação difícil. Sentir-se confortável o suficiente para deixar de lado a ruminação e se concentrar em outras coisas agradáveis virá com a prática.

Se o aconselhamento não é uma opção para você, existe outra maneira de vencer a ruminação. Primeiro, você precisa reconhecer que a ruminação aumenta o estresse mental e a depressão e não resolve muito. Em segundo lugar, pense nas coisas sobre as quais você costuma ruminar e identifique situações ou momentos em que você normalmente o faz (como dirigindo para o trabalho, ficando em casa sozinho à noite etc.). Toda vez que se pegar ruminando nestas situações, **encontre uma distração** o mais rápido possível. Aqui estão algumas maneiras de interromper o ciclo da ruminação.

- Ligue para um amigo ou amiga, ouça música, brinque com seu animal de estimação ou vá às compras e converse com os funcionários da loja ou mesmo com um estranho. Se puder, compartilhe seus sentimentos com um amigo ou uma amiga, pois te ajudará a ter uma perspectiva diferente sobre seus problemas e possíveis soluções.

- Faça os *exercícios mentais para o bem-estar emocional* que lhe ensino neste livro. Pinte um quadro ou escreva um diário sobre seus pensamentos, escrevendo continuamente sobre eles por cinco minutos seguidos, sem tirar a caneta do papel. A escrita livre dessa maneira libera emoções e cria caminhos neurais mais saudáveis em seu cérebro. Ao redefinir as vias neurais, seu cérebro perde parte de sua tendência de ruminar as mesmas memórias, porque você mudou o contexto emocional de tais memórias por meio da descarga emocional.

- Faça afirmações positivas o tempo todo. Afirmações positivas interrompem o ciclo de padrões de pensamentos negativos e também te ajudam a começar a acreditar que pode se sentir bem. Quando você começar a acreditar em possibilidades mais positivas, sua mente se tornará mais motivada e você acabará se sentindo melhor com mais frequência. Diga coisas boas para si mesmo, como por exemplo: "Sou feliz, sortudo, forte e abençoado"; "Coisas boas acontecem comigo todos os dias"; "A vida está ficando cada vez melhor para mim todos os dias"; "Me sinto bem"; "Não há problema em se sentir assim"; "Eu te amo (para si mesmo no espelho)"; "Você é importante (para si mesmo no espelho)"; "Às vezes essas coisas acontecem e está tudo bem"; "Tudo bem me perdoar às vezes". Mesmo que você não consiga acreditar ou sentir a essência dessas frases no momento, continue dizendo-as porque, ao focar em afirmações positivas em vez de pensamentos ruminantes negativos, seu cérebro se sente menos estressado e lentamente começa a se reorganizar para uma saúde melhor.

- Faça uma rápida sessão de abdominais ou flexões; faça corrida estacionária; lave os pratos; faça uma lista do que precisa fazer na semana; faça uma caminhada rápida; ou medite pensamentos positivos, como amor, paz e alegria. Considero o exercício uma das melhores maneiras de interromper a ruminação, especialmente quando estou me exercitando com outra pessoa. Ter companhia, mesmo que vocês não conversem, ajuda você a se envolver com outra pessoa, em vez de ficar preocupado e isolado com seus próprios pensamentos.

- Evito comer sozinho o máximo possível. Comer sozinho pode ser extremamente deprimente. Se você tiver que ficar sozinho enquanto come, ouça música ou pratique ser grato por cada pequena coisa em sua vida, incluindo cada porção de comida. Estudos mostram que ser grato minimiza consistentemente a progressão da depressão. Quando visitei a Índia, estive em um hotel que tinha um peixe dourado nadando em um aquário em todas as mesas ocupadas por pessoas sozinhas.

- Faça qualquer coisa que não seja pensar negativamente sobre seus problemas, seja pintar, sorrir para as nuvens, conversar com uma árvore ou rir de si mesmo.

Concluindo Tarefas Pequenas

Com frequência, na depressão, deixamos nossa vida em frangalhos e permitimos que atividades inacabadas continuem por muito além do tempo aceitável. Uma pessoa deprimida não se sente motivada a fazer muitas coisas. As tarefas inacabadas permanecem em nossas mentes e consomem muita energia inconsciente. Assim, **perdemos energia** e a procrastinação se torna um hábito e uma luta. O problema é que, quanto mais tarefas você deixa inacabadas, mais impossível sua vida parece ser, te desencorajando mais e mais de tentar realizar qualquer coisa e te deprimindo ainda mais.

Ao realizar pequenas tarefas, como limpar o quarto, pagar uma conta, escrever um e-mail ou levar o cachorro para passear, sua mente realmente **sente uma sensação de realização**, satisfação e prazer. Experiências frequentes de realização, prazer e satisfação fortalecem seu senso de confiança e motivação, permitindo que você execute outras tarefas com mais facilidade. Se você estiver se sentindo paralisado, apenas acredite que precisa concluir uma pequena tarefa e, por mais desmotivado que você esteja, comprometa-se a concluí-la. Lembre-se, pode ser algo tão pequeno quanto enviar um e-mail, limpar seu quarto, pagar uma conta, escrever suas metas para a semana (uma atividade muito boa) ou ligar para alguém que você ama. Depois de começar a sentir a satisfação de pequenas realizações e reconhecer a procrastinação como uma evitação do risco da mudança, você se sentirá motivado a fazer mais por sua vida. Basta começar com uma tarefa de cada vez, agora!

Curando o Passado

O próximo conjunto de exercícios ajuda a liberar traumas antigos da sua mente, para que você possa libertar sua mente para se tornar mais presente e aproveitar a vida mais plenamente. Tente não se machucar ao pensar em algumas de suas memórias antigas — seja gentil consigo mesmo e procure ajuda profissional se algumas dessas memórias forem muito difíceis de serem tratadas por conta própria.

Diário de Cura Pela Libertação da Linha do Tempo

Às vezes, ter uma perspectiva geral de nossas experiências na vida ajuda a curar muitos de nossos sentimentos e crenças. Neste exercício, gostaria que você desenhasse um gráfico da linha do tempo da sua vida, desde o nascimento até a sua vida atual. Você pode usar o gráfico que eu desenhei para você. No lado esquerdo, de acordo com o tempo, liste todas as experiências físicas que tiveram um impacto significativo em você. No lado direito, liste todas as experiências emocionais que você teve em sua vida que tenham feito você se sentir envergonhado, traumatizado, estressado, culpado, medroso ou indesejado, ou que tenham criado qualquer outro sentimento desconfortável. Mesmo que você sinta que essas experiências são irrelevantes para você hoje, ainda assim anote-as, porque quando ocorreram, elas causaram um impacto em você, por menor que seja.

Agora, começando com a experiência emocional mais recente, escreva continuamente sobre tudo o que vier à mente em torno de sua experiência. **Escreva por quinze minutos** sem tirar a caneta do papel. Continue escrevendo, mesmo se as coisas que você estiver escrevendo não fizerem sentido. Este exercício ajuda você a **liberar emoções presas** ligadas às suas experiências e a ver sua vida de forma mais clara e calma. Faça isso por no máximo duas experiências passadas por dia, e não mais, pois você não resolverá completamente as experiências se estiver sobrecarregado de processamento emocional.

Pode ser necessário repetir este exercício para certos eventos que levarem mais tempo para serem resolvidos. Leve o tempo que precisar nesta jornada de cura. Seja paciente consigo mesmo. Não julgue o que você escreve no papel. Continue escrevendo durante as próximas semanas ou meses e observe o quanto você se sente melhor à medida em que obtém uma perspectiva renovada e empoderada sobre sua vida.

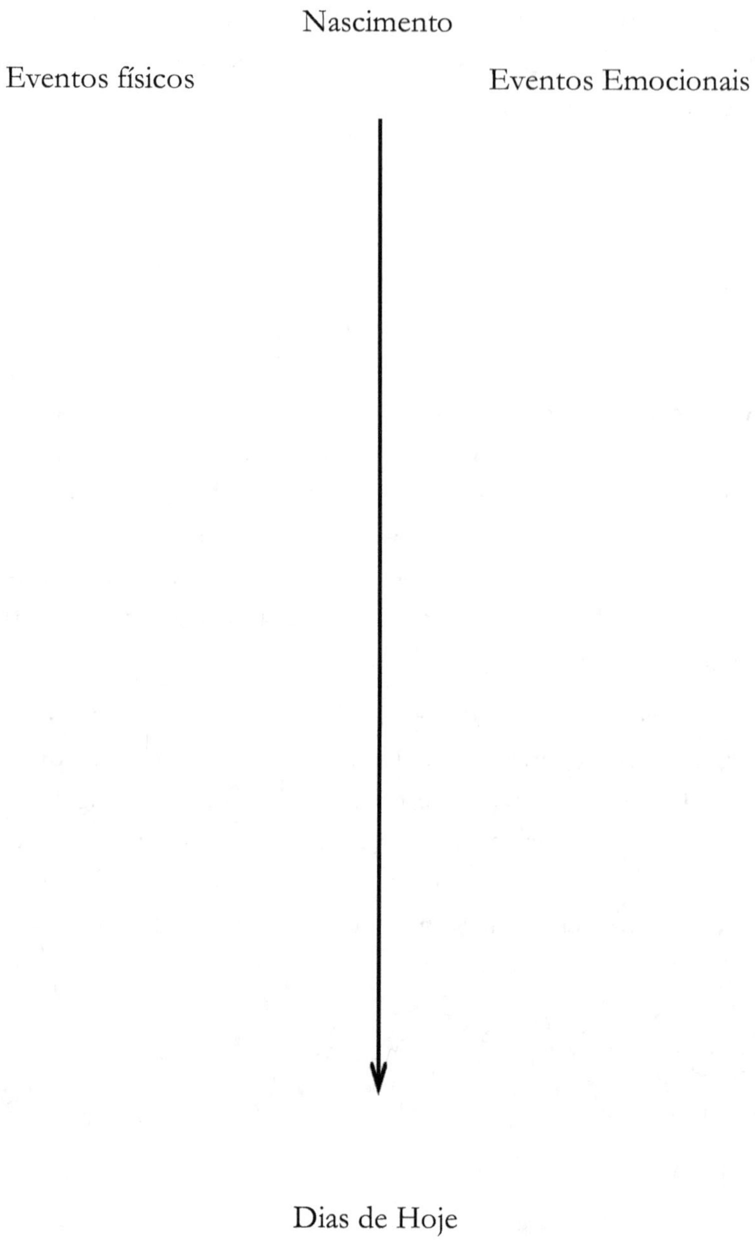

Nascimento

Eventos físicos   Eventos Emocionais

Dias de Hoje

Respiração Relaxada em Memórias Passadas

Este é um exercício que criei e acho que funciona muito bem. Se você tem alguma memória estressante ou negativa, convido você a se reconectar com essa memória em sua mente. Ao se imaginar nessa situação, observe como está respirando. Comece a acalmar a respiração, respirando de maneira relaxada enquanto ainda se concentra na memória. Permita que sua mente e emoções mudem à medida que você continua a se acalmar. Confie no processo e aceite as mudanças que estão acontecendo. Use este exercício com todas as experiências que você anotou em seu diário de cura da linha do tempo e observe como você se sente diferente. Embora pareça um exercício muito simples, penso que ele é muito útil para ajudar nosso cérebro a reorganizar algumas das memórias perturbadoras que carregamos.

Mudando Sua História

Na vida, muitas vezes criamos uma história para nós mesmos. Por exemplo, você pode dizer coisas como: "Não me recuperei desde que minha namorada terminou comigo" ou "Sinto que sou uma vítima do que aconteceu e não foi justo" ou "Eu era muito tímido quando criança, então nunca fiz amigos suficientes na escola", ou alguma outra história com a qual você se identifica. Se você se identifica com o que chamo de histórias vitimizadas ou impotentes, **você se comporta continuamente como se essas histórias ainda tivessem um efeito sobre você**, e fica difícil criar comportamentos mais saudáveis e funcionais até você começar a mudar sua história.

Se você **recontar sua história** para si mesmo e para os outros de uma maneira diferente, mantendo-a verdadeira, você dará ao seu cérebro a chance de se ajustar e sentir uma sensação de poder sobre a situação, em vez de se sentir como uma vítima. Digo a você, este é um dos exercícios mais poderosos e capazes de mudar a vida das pessoas que já experimentei.

Por exemplo, uma pequena história da minha infância pode ser contada da seguinte maneira:

> Minha professora veio até mim um dia na sala de aula e ficou muito zangada por eu estar com a minha lancheira ao lado da minha mesa. Eu não fazia ideia de que não podia deixá-la ali. Ela a pegou e a arremessou do outro lado da sala de aula e gritou comigo. Me senti extremamente envergonhado e aterrorizado e tenho medo dela desde então.

Posso retardar os eventos na minha memória em diferentes partes, facilitando o processamento de pequenas partes da história em pequenas etapas:

> Eu estava na minha carteira quando de repente minha professora caminhou até a minha mesa e ficou com raiva de mim por alguma coisa. Não sei bem o quê. Com raiva, ela pegou minha lancheira e a jogou no chão. Fiquei envergonhado e confuso, e acho que foi porque minha lancheira estava ao meu lado, embora ainda não tenha certeza se esse era o problema real.

Como separei diferentes partes da experiência em componentes emocionais separados, posso ver claramente que talvez a professora não estivesse brava comigo, mas sim apenas brava. Posso até tentar um pouco de humor na minha história para torná-la mais leve:

> Minha professora era uma mulher muito rígida e brava, e todas as crianças tinham medo dela. Teve um dia que ela veio até mim e jogou minha lancheira no chão da sala de aula e gritou comigo. Fiquei chocado e todas as crianças ficaram surpresas, mas sabíamos que esse era o comportamento típico dela.

Ao recontar a história dessa vez, percebo que muitas crianças tinham medo dela e que talvez ela fosse uma mulher brava na maior parte do tempo. Eu me dou a chance de sentir menos culpa e vergonha por toda a situação, porque todas as crianças tinham medo dela, e sua raiva não era dirigida apenas para mim. De repente, sinto uma sensação de apoio de todas as crianças da sala de aula. Talvez minha professora não soubesse se comportar adequadamente com as crianças e fosse emocionalmente irresponsável. Quando percebo a generalidade da raiva da minha professora, sinto uma ligeira mudança no meu corpo, onde eu estava apegado aos medos do meu passado, e agora me sinto menos ameaçado pela lembrança dela.

Pode levar muitas tentativas para você se sentir menos afetado emocionalmente por sua história. Tudo bem. Toda vez que você sentir uma ligeira mudança na consciência ou no sentimento, seu cérebro está se recuperando do evento. Você também pode escrever sua história de maneira diferente várias vezes e passar por mudanças de consciência por conta própria; no entanto, é melhor quando conta para os outros por causa da troca energética que você obtém ao compartilhar com as pessoas. Você também pode fazer isso como um grupo de cerca de cinco ou mais pessoas, em que todos formam pares com pessoas diferentes do grupo, recontando sua história de maneiras diferentes para cada uma delas. Pratique reescrever uma de suas memórias abaixo algumas vezes e veja se isso faz diferença para você:

Imaginando Experiências Positivas

Outro exercício para resolver o trauma emocional de um evento é imaginar o evento ocorrendo em um palco ou na tela da televisão, com você sendo um espectador na plateia. Enquanto assiste à experiência, imagine o evento ocorrendo de maneira um pouco diferente. Use sua mente para trazer cenas que ajudem ou resultados mais positivos para o evento.

Por exemplo, para me curar de uma situação em que fui abusado emocionalmente por alguém do passado, eu o imagino na tela olhando brevemente para longe e interessado em outra coisa e não em mim. Isso diminui a intensidade do seu olhar e realmente me ajuda a respirar um pouco mais profundamente. Enquanto continuo o exercício ao longo do tempo, posso estar pronto para imaginar essa pessoa se afastando cada vez mais. Isso me dá mais espaço para respirar e ajuda meu cérebro a reprocessar o evento de maneira mais relaxada. Fazer isso repetidamente reorganiza seu cérebro e altera suas emoções em torno de memórias estressantes, impedindo, assim, que seu cérebro pressione continuamente suas glândulas suprarrenais.

Outra lembrança que curei dessa maneira é quando achei difícil me recuperar do intenso sofrimento de um rompimento prolongado com minha namorada. Foi um longo período de rejeição e discussões em que sofri um tanto. O que eu fiz para diminuir a intensidade da minha dor foi imaginá-la na tela sorrindo para mim de vez em quando durante nossos tempos difíceis. Fazer isso reduziu a dor que ainda estava em minha mente e me ajudou a sorrir um pouco também. Veja bem, eu não precisei mudar a memória inteira — eu a alterei sutilmente o suficiente para que permanecesse verossímil em minha mente. Enquanto eu continuava esse exercício, resolvi muitos problemas de luto e autoestima que resultaram desse evento e consegui desenvolver um relacionamento saudável com outra pessoa.

Um terceiro exemplo é a memória de um professor que foi realmente mau comigo quando eu era criança. Enquanto o vejo na tela olhando e gritando com uma versão pequena de *mim*, imagino um pássaro pousando em seu ombro. Automaticamente, isso tira o foco do meu cérebro da raiva e do olhar ameaçador dele para algo mais suave e seguro de experimentar para uma criança pequena. Talvez eu possa até imaginar meus pais ou alguém maior vindo falar com ele como uma maneira de me proteger. Isso também reduz a ansiedade na minha memória inconsciente. Como estou menos ameaçado e me sinto mais emocionalmente seguro com minha memória, meu cérebro para de enviar sinais inconscientes estressantes para minhas glândulas suprarrenais e recupero parte de minha força emocional.

Você pode inicialmente sentir emoções intensas fazendo esses exercícios. À medida que você continua a fazê-los, a intensidade diminui porque seu cérebro descarregou parte do estresse associado às suas memórias. Eventos negativos em seu passado impedem sua autenticidade e alteram a maneira como você se comporta com os outros. Se você continuar vivendo sua vida de maneira compensada, você perpetuará os sentimentos negativos que carrega dentro de si. Ao se recuperar emocionalmente de eventos passados, você começa a se sentir mais confiante e aberto em sua vida. A cura é uma oportunidade para despertar um eu mais livre e alegre e interagir com o mundo de uma maneira mais positiva e autossustentável, o que certamente trará a você melhor saúde e experiências mais positivas.

Ho' oponopono

Ho'oponopono é uma prática havaiana antiga de perdoar e amar a parte de dentro de você que está passando por um trauma ou evento perturbador. Ho'oponopono ficou famoso quando o Dr. Ihaleakala Hew Len, no Havaí, curou criminosos doentes mentais sem sequer vê-los. Ele estudava seus prontuários médicos e procurava dentro de si para descobrir qual parte de sua consciência criava a doença da pessoa em sua realidade. Ao perdoar e amar essa parte dentro dele, o Dr. Len conseguiu curar uma ala inteira de pacientes.

Parece uma história exagerada, mas funcionou para muitas pessoas e baseia-se nos princípios de que nosso mundo é uma projeção do que está dentro de nós, e que somos responsáveis por tudo o que experimentamos em nosso mundo. Podemos curar qualquer coisa assumindo total responsabilidade pessoal pela experiência e curando a parte em nós que está criando tal experiência. Para fazer o Ho'oponopono, sempre que você se sentir perturbado por uma situação ou tiver um trauma passado que não está totalmente curado, permita-se abrir para a parte de dentro de você que se sente magoada ou perturbada pela experiência, seja no passado ou no presente. Depois de sentir esse lugar dentro de você, coloque as duas mãos sobre a área do coração no centro do peito e diga as seguintes palavras a essa parte sua que está sob estresse com o máximo de amor e compaixão possível:

"Sinto muito, me perdoe, te amo, sou grato."

Você pode pensar nessas palavras em silêncio, sussurrar ou dizer em voz alta. Continue dizendo para a parte estressada dentro de você, observe como você se sente e confie nas mudanças que está sentindo por dentro. Faça o Ho'oponopono para cada experiência que você escrever em seu diário de cura da linha do tempo para ajudar a diminuir as emoções que envolvem situações difíceis em sua vida. Eu faço Ho'oponopono em situações diárias e em muitas experiências passadas e frequentemente percebo uma mudança em minhas emoções, na maneira como me relaciono com as pessoas e na maneira como me comporto.

Sendo Voluntário

Você sabia que ser voluntário por uma causa nobre realmente melhora o bem-estar emocional? Sim, é verdade. Eu já fiz trabalhos voluntários várias vezes e é realmente muito bom. Estudos mostram que o voluntariado na verdade alivia a depressão e também impede que pessoas anteriormente deprimidas tenham recaídas também. O voluntariado também ajuda a desenvolver habilidades sociais, dá a você a chance de fazer contatos e amigos e evita o isolamento social, que é a principal causa e resultado da depressão. O voluntariado com frequência não é estressante e pode ser gratificante, o que significa que seu corpo realmente produzirá endorfina (um dos hormônios responsáveis pela sensação de bem-estar) devido à sensação de satisfação e gratidão. Dedique seu tempo a uma boa causa neste fim de semana ou sempre que tiver tempo livre. Arrisque-se e descubra o que pode ser divertido para você. Você não precisa se colocar em uma situação difícil para ser voluntário — lembro-me de passar um fim de semana plantando árvores no Monte Quênia em nome da conservação ambiental. Doo comida a um orfanato para crianças com AIDS todos os domingos, o que é uma coisa muito legal de se fazer, porque os risos e abraços das crianças são maravilhosos. Estes são apenas alguns exemplos de ambientes agradáveis onde você pode se voluntariar. E quem sabe, você pode até ajudar alguém a mudar sua vida para melhor com um dom único que você nem havia percebido que tinha!

AMIGOS, FAMÍLIA, E GRUPOS DE APOIO

"Amigos são o remédio da vida."

~ Desconhecido.

Estar aberto e obter apoio de familiares, amigos e grupos de autoajuda pode fazer uma grande diferença se você sofre de problemas emocionais. Pode ser intimidador a princípio, mas revelar seus problemas a alguém confiável inicia uma reação em cadeia de ajuda e libertação emocional. Eles podem te dar conselhos, compartilhar uma situação semelhante à sua que acontece em suas vidas ou conhecer alguém que possa ajudá-lo. Mesmo que você não obtenha toda a ajuda necessária da primeira pessoa com quem conversar, compartilhar seus problemas dará a você a coragem de se abrir e procurar mais ajuda com outras pessoas.

Como amigo ou familiar de alguém com problemas emocionais, é importante ouvir atentamente quando ele ou ela revela sentimentos e não julgar. Mostre que você se importa e está interessado no que está acontecendo, em vez de tentar sugerir soluções imediatamente. Alguém que revela ansiedades e problemas emocionais está se colocando em uma posição vulnerável diante de você. Quanto mais você ouvir e permitir que essa pessoa se sinta confortável ao compartilhar seu lado vulnerável, mais forte e mais aberta a ajuda ela se tornará.

Pergunte como você pode ajudar, mas tente ser paciente e não fique triste ou julgue se sua ajuda for recusada. Pessoas com dificuldades emocionais costumam ter dificuldade em se decidir pela melhor solução. Outra maneira de ajudar é encontrar grupos de meditação, ioga, crescimento pessoal ou de autoajuda que ela possa participar. Talvez você possa participar de algumas sessões junto com ela, para incentivá-la. Ter apoio na reunião ou consulta inicial ajuda a dissolver muitas barreiras que as pessoas experimentam quando procuram ajuda pela primeira vez.

CUPOM GRÁTIS
& VÍDEOS

PARA ACOMPANHAR A LEITURA DESTE LIVRO, POR FAVOR, ASSISTA ALGUNS VÍDEOS GRATUITOS EM MEU SITE QUE TE GUIARÃO NA SUA JORNADA DE CURA E SAÚDE

POR FAVOR, ACEITE UM CUPOM DE DESCONTO NO MEU CURSO ONLINE COMO AGRADECIMENTO POR ADQUIRIR MEU LIVRO

MEU CURSO ONLINE OFERECE INFORMAÇÕES ATUALIZADAS, INCLUINDO:

OS PROTOCOLOS EXATOS QUE USEI PARA A MAIORIA DOS MEUS PACIENTES COM PROBLEMAS EMOCIONAIS E DE SAÚDE

COMO PERDER PESO FACILMENTE, CURANDO EMOÇÕES, INFLAMAÇÃO E FADIGA ADRENAL

REMÉDIOS HOMEOPÁTICOS PARA LUTO, PERDA, TRAUMA E BURNOUT

COMO USAR OS 5 SENTIDOS DA VISÃO, OLFATO, AUDIÇÃO, PALADAR E TATO PARA CURAR EMOÇÕES

COMO RECUPERAR A ENERGIA PERDIDA NAS EMOÇÕES, CONFLITOS E TRAUMAS

ENTREVISTAS COM ESPECIALISTAS COM NOVAS DICAS DE SAÚDE

ESTE CURSO É APROVADO POR ORGANIZAÇÕES PROFISSIONAIS PARA NATUROPATAS, NUTRÓLOGOS E NUTRICIONISTAS.

VISITE HEALTH.DRAMEET.COM/FREEGIFT PARA COMEÇAR

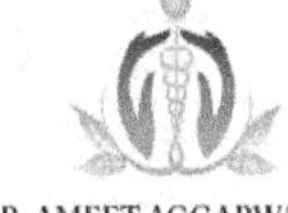

DR. AMEET AGGARWAL ND

Se você está gostando deste livro, lembre-se de deixar um comentário no site em que o comprou. Quando você deixa sua opinião, isso me ajuda a alcançar mais pessoas e a continuar meu trabalho comunitário na África. Obrigado.

PARTE II
Uma Breve Introdução à Química Cerebral (Neurotransmissores)

"Lágrimas frequentemente são um sinal de verdade e não de fraqueza."

~ Dr. Ameet Aggarwal ND

ANTES DE DISCUTIR os aspectos físicos que contribuem para o bem-estar emocional, é importante entender como as substâncias químicas conhecidas como neurotransmissores afetam nossa saúde. Essas substâncias químicas, no cérebro e em todo o corpo, têm um forte impacto na saúde mental. É importante saber que os níveis de neurotransmissores são controlados por diferentes órgãos e processos no corpo, não apenas no cérebro e sistema nervoso. A *dopamina* é um neurotransmissor responsável pelo prazer. Ela ajuda você a se sentir relaxado, motivado, alerta e feliz. Se você se sente **desmotivado, com dificuldades de concentração, ou com fortes desejos por café, chocolate ou outros estimulantes,** é provável que esteja com baixa dopamina. Baixos níveis de dopamina também estão associados a pensamentos incoerentes, Transtorno do Déficit de Atenção (TDA) e depressão. A dopamina também controla processos físicos, incluindo a digestão, controle cardíaco e muscular e a função da tireoide. A nicotina nos cigarros aumenta a produção de dopamina, e é por isso que fumar, mesmo sendo prejudicial à saúde, acalma as pessoas. Mas o excesso de dopamina no corpo é prejudicial, pois suprime a serotonina, um neurotransmissor que melhora o humor, nos mantém calmos e é vital na prevenção da depressão, ansiedade e outros transtornos do humor. Como o cobre ajuda a produzir dopamina, a toxicidade do cobre, comum em muitas pessoas, causa uma superprodução de dopamina, que reduz os níveis de serotonina, levando a problemas emocionais.

O *GABA* (ácido gama-aminobutírico) é um neurotransmissor que acalma, melhora a qualidade do sono, ajuda a tomar decisões racionais e reduz o estresse, ansiedade, ataques de pânico e dor. Baixos níveis de GABA estão associados a **ansiedade, ataques de pânico, medo**, dificuldade para dormir, **sensação de tensão (física e emocional)**, sentimentos de estar sobrecarregado, esgotado e choroso. Você pode sentir desejo por **doces, carboidratos e álcool** para ajudá-lo a relaxar.

A *serotonina* é um neurotransmissor essencial que acalma os nervos, reduz a resposta ao estresse, ajuda a dormir melhor, proporciona uma sensação de conforto e aumenta a capacidade de sentir prazer. A serotonina é produzida tanto no cérebro quanto no intestino delgado, e é por isso que a saúde digestiva é tão crucial para o bem-estar emocional. Quando a serotonina está baixa, sua habilidade de sentir prazer diminui; você provavelmente se sente mais **deprimido, preocupado ou** ansioso. Você pode ter **problemas pra dormir** e estar mais propenso a transtorno obsessivo-compulsivo, pensamentos obsessivos, distúrbios do sono, transtornos do pânico, **pensamentos negativos**, fobias, medos, comportamento agressivo, irritabilidade, autocrítica, baixa autoestima e tendências suicidas. Você também pode querer manter sempre a mesma rotina ou um ambiente familiar e ter **medo de experimentar coisas novas** ou ir a novos lugares. Baixos níveis de serotonina também podem trazer um **desejo fora do comum por carboidratos**, e é por isso que pessoas com transtornos de humor costumam ter desejos por comida, compulsão alimentar ou outros maus hábitos alimentares.

A *noradrenalina* (ou norepinefrina) é um neurotransmissor produzido no cérebro e pelas glândulas suprarrenais. Mantém você alerta e ativo, acelera a respiração, contrai os vasos sanguíneos, aumenta a frequência cardíaca e aumenta a pressão arterial. É um dos neurotransmissores responsáveis pela resposta de luta ou fuga, juntamente com adrenalina. Os níveis de noradrenalina devem diminuir naturalmente quando não é necessário estar alerta para atividades importantes. Níveis muito baixos, no entanto, são associados à depressão. Quando os níveis de noradrenalina permanecem elevados por um longo período de tempo ou quando se tornam excessivamente elevados, as pessoas sofrem de insônia e tendem a experimentar sentimentos de medo, pânico ou ansiedade. Durante os ataques de pânico, quando as pessoas experimentam ritmo cardíaco acelerado e respiração rápida, geralmente a noradrenalina e a adrenalina estão elevadas.

A *endorfina* ajuda a reduzir a dor **emocional** e melhorar a autoestima. Ela age como um analgésico em seu corpo e é usada quando você sofre de dores emocionais ou físicas, inclusive durante **rompimentos de relacionamentos**. Níveis baixos geralmente se manifestam em sensibilidade à **dor emocional** e física, chorar com facilidade, sentir-se ressentido e **desejando comida, drogas e álcool** para aliviar a dor. Certos vícios, como sexo, exercícios e comportamentos de risco também podem ser sintomas de baixos níveis de endorfina. Níveis baixos de endorfinas podem frequentemente ser melhorados usando **remédios homeopáticos** para resolver a **dor ou liberar dores emocionais**, um aminoácido conhecido como **fenilalanina** e outros protocolos naturopáticos abordados neste livro.

As Suprarrenais e o Bem-Estar Emocional

"A saúde é a maior posse. O contentamento é o maior tesouro. A confiança é o maior amigo. O não-ser é a maior alegria."

~ Lao Tzu

AGORA QUE VOCÊ sabe mais sobre neurotransmissores, você entenderá como diferentes órgãos do seu corpo afetam sua saúde mental através de sua influência nos neurotransmissores. Suas glândulas suprarrenais (ou adrenais) são provavelmente um dos órgãos mais cruciais que afetam a saúde mental. Elas estão situadas acima dos rins e te ajudam a lidar com o estresse, produzindo substâncias químicas como cortisol, noradrenalina e adrenalina.

Durante períodos estressantes, suas glândulas suprarrenais trabalham em excesso e liberam seus produtos químicos em grandes quantidades, causando muitos sintomas físicos. Seu coração bate mais rápido, o ritmo da sua respiração aumenta, o açúcar é liberado no sangue para gerar mais energia e o fluxo sanguíneo para os músculos e o cérebro aumenta, para fornecer mais oxigênio e energia. Assim, você mantém seu corpo e cérebro alertas e prontos para a ação. Esse estado também é conhecido como resposta de **luta ou fuga**, que humanos e outros animais desenvolveram como uma resposta primordial à ameaça e ao medo. Essa resposta primordial ainda entra em ação quando estamos em situações de estresse e pressão hoje.

"Às vezes, a teimosia parece força. Subjacente a ela, porém, há uma vulnerabilidade que muitas vezes tem medo do desconhecido ou é o seu próprio medo da mudança... Permita-se ser livre e sua força virá lentamente."

– Dr. Ameet Aggarwal ND

Fadiga Adrenal

Infelizmente, no mundo de hoje, estamos sob constante estresse no trabalho, telefonemas, contas, prazos, trânsito, poluição sonora, vibrações de computador, relacionamentos, emoções não resolvidas, alto custo de vida, noites sem dormir e outras pressões da vida. Seu corpo não sabe dizer a diferença entre essa forma de estresse e o estresse causado pela ameaça de um animal que pretenda fazer de você a sua presa. É tudo sobrevivência. Nós nunca temos a chance de desligar. O estresse constante não é natural para o corpo experimentar, e leva nossas glândulas suprarrenais à exaustão.

Outros fatores também levam ao esgotamento adrenal (*adrenal burnout,* no original em inglês): dieta inadequada, falta de exercício, consumo prolongado de café, alto consumo de açúcar, gerenciamento inadequado do estresse, toxicidade ambiental e toxicidade de metais pesados (especialmente a toxicidade do cobre). O esgotamento adrenal, a fadiga adrenal ou a *hipoadrenia* são atualmente uma das doenças mais comuns da sociedade e provavelmente uma das principais causas de problemas de saúde crônicos, incluindo ansiedade, depressão, fadiga crônica, baixa imunidade, doenças cardíacas, insônia, baixo desempenho e interesse sexual, e problemas de tireoide.

Com a tensão sobre as suprarrenais, seu corpo passa por várias fases. As duas primeiras, chamadas de fases de alarme e de adaptação, são quando o cortisol, a adrenalina e a noradrenalina são produzidos em grandes quantidades continuamente para lidar com o estresse. Em situações de estresse prolongado, suas glândulas suprarrenais não descansam e altos níveis de **cortisol** são produzidos continuamente. Altas quantidades de cortisol suprimem os *hormônios do bem-estar,* como dopamina, serotonina e melatonina. Isso causa ansiedade, medos, palpitações, falta de sono e uma sensação geral de desconforto. Também causa desequilíbrios no açúcar no sangue e desejos por carboidratos (açúcares), sal e estimulantes, como café.

A última fase, conhecida como fase da exaustão, ocorre quando as glândulas suprarrenais estão completamente exaustas e não conseguem mais regular a produção de hormônios. Seus **ciclos hormonais ocorrem inadequadamente** ao longo do dia e da noite, com alguns picos, mas permanecendo significativamente baixos na maior parte do tempo. Este fator leva à depressão, fadiga crônica, dificuldade de concentração, insônia, procrastinação, baixa motivação, desequilíbrio de açúcar no sangue e doenças crônicas. Durante a fadiga adrenal, sua capacidade de lidar com o estresse é significativamente reduzida. Isso significa que mesmo as menores quantidades de estresse fazem você se sentir ansioso ou emotivo e desencadeiam outras reações emocionais que você normalmente não teria em situações estressantes menores.

Suas glândulas suprarrenais **regulam o açúcar no sangue**, a função imunológica, os hormônios sexuais, o equilíbrio de sal e eletrólitos e muitas outras funções no corpo. Portanto, a fadiga adrenal também está relacionada a problemas como baixa imunidade, colesterol alto, pressão alta, resfriados frequentes, desequilíbrios hormonais e outras doenças crônicas. Devido aos desequilíbrios hormonais, não é incomum ver mulheres com problemas emocionais que também sofrem de **períodos menstruais irregulares, dores nas relações sexuais, síndrome de tensão pré-menstrual, miomas, cistos ovarianos** e outras condições relacionadas a hormônios. A interconexão entre o seu bem-estar emocional e a saúde do seu corpo físico é evidente mais uma vez.

"Brian" foi atacado por um leão durante um safari no Quênia. Alguns anos depois, sua empresa começou a passar por algumas dificuldades financeiras. O choque inicial do ataque do leão havia estressado suas glândulas suprarrenais, e o estresse adicional relacionado ao seu trabalho o levou ainda mais à exaustão adrenal. Nos anos seguintes, apesar de sua empresa ter se recuperado, Brian desenvolveu ansiedade, insônia e depressão leve. Mesmo que sentisse que havia se recuperado completamente do susto do ataque de leão e que seus negócios estavam voltando a crescer, sua ansiedade não desapareceu.

Como o cérebro e o sistema adrenal de Brian ainda estavam presos no choque e no estresse dos anos anteriores, ele estava vivendo sua vida normal com uma mente inconscientemente estressada e glândulas suprarrenais esgotadas. Usando medicamentos homeopáticos e psicoterapia, ajudamos Brian a solucionar sua experiência traumática e a lidar com memórias estressantes de maneira saudável, para que seu corpo e mente se acalmassem e aceitassem que ele estava seguro agora. Também utilizamos multivitamínicos do complexo B e ervas para reabastecer suas glândulas suprarrenais esgotadas. Dentro de seis meses, Brian estava dormindo bem novamente e estava tão calmo e confiante quanto havia sido antes de todos os seus problemas começarem.

Açúcar, Cafeína e as Suas Glândulas Suprarrenais

A ingestão de grandes quantidades de açúcares e carboidratos simples, como rosquinhas, bolachas, pão branco e doces, causa altos picos de glicose no sangue. Isso força o seu corpo a produzir grandes quantidades de **insulina** para remover a glicose do sangue e armazená-la nos tecidos, como gordura, ou no fígado, como glicogênio. Quando os níveis de insulina aumentam, suas glândulas suprarrenais são forçadas a produzir grandes quantidades de hormônios para trazer seus níveis de insulina de volta ao normal. Colocar muito açúcar em seu sistema literalmente aumenta o nível de hormônios do estresse em seu corpo.

Esses desequilíbrios hormonais contínuos esgotam suas glândulas suprarrenais e criam **níveis instáveis de açúcar no sangue**, levando a menos energia atingindo seu cérebro, o que por sua vez causa pensamentos confusos, fadiga, baixa concentração, ansiedade, depressão, irritabilidade e outros distúrbios do humor. Ingerir proteínas como frango, peixe, nozes, sementes ou tofu, que são digeridos muito mais lentamente do que carboidratos simples, em todas as suas refeições, garante uma liberação lenta e constante de nutrientes na corrente sanguínea. Isso minimiza os picos de insulina e cortisol e evita a fadiga adrenal. **A nutrição afeta os hormônios, e os hormônios afetam as emoções. É simples assim.**

Açúcares e carboidratos simples também carecem de nutrientes saudáveis essenciais, como vitamina B5, vitamina B6, vitamina C e zinco, que nutrem as glândulas suprarrenais. Portanto, comer esses alimentos não nutre as glândulas suprarrenais, mas apenas as tensiona e esgota. O mesmo acontece com o café; a cafeína estimula as glândulas suprarrenais a trabalhar mais, porém sem lhes oferecer nutrientes. Toda vez que você come e bebe, você tem a oportunidade de ajudar a estabilizar seus níveis hormonais e seus níveis de açúcar no seu sangue, ou de causar enormes estragos neles.

A **cafeína** também interfere no fígado e causa inflamação no sistema digestivo. Isso leva a doenças crônicas e problemas emocionais, como veremos nos próximos capítulos. Tomar café descafeinado não ajuda, porque a maioria dos cafés descafeinados é feita usando processos químicos não saudáveis. Costumo constatar que, depois de retirar o café e substituir os carboidratos simples por mais proteínas e vegetais verdes, muitos de meus pacientes com ansiedade e depressão sentem uma melhora notável *em menos de três semanas!*

Melatonina, Sono, e Suas Glândulas Suprarrenais

A melatonina é um hormônio essencial para o sono, pois ajuda o corpo a se acalmar. Os níveis de melatonina aumentam naturalmente à noite, e seu corpo requer escuridão para aumentar sua produção. Cortisol excessivo reduz os níveis de melatonina; **o nível de cortisol deve diminuir à noite** para permitir que os níveis de melatonina aumentem. Com o estresse adrenal, os níveis de cortisol geralmente permanecem altos à noite, impedindo um aumento suficiente nos níveis de melatonina e interferindo no sono. Padrões de privação de sono agravam a ansiedade e a depressão, porque seu corpo nunca descansa e precisa se recuperar do estresse. À medida que os padrões de sono pioram, o mesmo ocorre com a fadiga adrenal, que então afeta os padrões de sono, causando depressão e ansiedade — enfim, um círculo vicioso.

Para garantir um sono adequado, é importante ingerir uma boa quantidade de proteína no jantar. Os carboidratos simples são convertidos rapidamente em glicose e mantêm seu cérebro muito ativo até altas horas da noite. Depois de um tempo, seus níveis de glicose no sangue caem rapidamente e seu cérebro passa fome no meio da noite, fazendo com que você desperte para procurar comida. A ingestão de proteínas evita isso porque é decomposta mais lentamente e fornece uma liberação lenta e constante de nutrientes durante o sono. Pense na sua última refeição do dia como algo que deve "alimentar" uma boa noite de sono. Mais proteína e menos carboidratos simples podem fazer a diferença entre um cérebro calmo e adormecido e um cérebro acordado e faminto. E já que **a escuridão é importante para a produção de melatonina**, certifique-se de que o quarto esteja completamente escuro quando você for dormir, caso contrário, seus níveis de melatonina serão muito baixos para um sono profundo.

"Judy" era uma paciente com ansiedade que tinha problemas para dormir. Eu não conseguia entender o porquê até que perguntei: "O seu quarto está escuro o suficiente?" Descobrimos que havia um poste de iluminação da rua, próximo à janela do seu quarto, e as cortinas não eram grossas o suficiente para impedir que a luz entrasse em seu quarto. Depois que ela corrigiu o problema com cortinas mais grossas, seu sono melhorou e sua ansiedade diminuiu em duas semanas. A melatonina também é usada na prevenção e tratamento de alguns tipos de câncer, portanto, produzir quantidades adequadas é realmente benéfico para a saúde geral.

Um Círculo Vicioso com os Nutrientes

Nutrientes como **vitamina B5, vitamina B6, vitamina C e zinco** são essenciais para a saúde da glândula adrenal. Esses nutrientes também são essenciais para a produção de neurotransmissores e hormônios em seu corpo e para o bom funcionamento de todos os seus órgãos. Suas glândulas suprarrenais consomem muitos desses nutrientes durante o estresse crônico, causando um declínio na produção de neurotransmissores e um declínio na capacidade de seus órgãos de funcionar bem, afetando ainda mais sua saúde emocional e física. Sem nutrição adequada, suas glândulas suprarrenais se tornam incapazes de lidar com o estresse. Mesmo experiências normais ou pequenas quantidades de estresse começam a parecer devastadoras, e é provável que você sinta ansiedade com mais frequência.

"Quem tem saúde tem esperança, e quem tem esperança tem tudo."

— Provérbio árabe

Tratando Suas Glândulas Suprarrenais

Sempre que suspeito que alguém tenha esgotado suas glândulas suprarrenais, sempre começo a ajudá-lo a resolver qualquer experiência emocional traumática ou estressante, seja por psicoterapia ou por medicamentos energéticos, como a homeopatia. As emoções não resolvidas ou os **emotional holding patterns (EHPs)** tensionam continuamente suas glândulas suprarrenais em um nível inconsciente e degradam o bem-estar emocional, mesmo que você tome ervas e suplementos nutricionais específicos. A resolução de experiências traumáticas ou estressantes permite que as glândulas suprarrenais finalmente possam descansar do estresse inconsciente que sua mente deposita nelas.

Consulte a Parte I deste livro para entender como as emoções não resolvidas afetam suas glândulas suprarrenais. Lá, também descrevo como **liberar algumas experiências emocionais não resolvidas** usando exercícios mentais e medicamentos energéticos nos capítulos *"Exercícios Mentais Para o Bem-Estar e a Cura do Passado"* e *"Homeopatia, Acupuntura, Aconselhamento, Medicina Energética, Ervas e Nutrição"*.

Siga estes hábitos saudáveis para preservar suas glândulas suprarrenais e evitar mais exaustão:

- Evite hábitos estressantes no estilo de vida, café, dietas com alto teor de açúcar, drogas recreativas, álcool em excesso, noites sem dormir e trabalhos estressantes, pois todos esgotam as suprarrenais.

- Reduza a inflamação e os alimentos inflamatórios em sua dieta (consulte o capítulo *"O Sistema Digestivo e o Bem-Estar"*), porque a inflamação no corpo pressiona as glândulas suprarrenais a produzir mais cortisol para controlar a inflamação.

- Use suplementos de óleo de peixe regularmente, pois os ácidos graxos ômega 3 presentes nos óleos de peixe reduzem a inflamação e também **melhoram a função cerebral**. Lembre-se, seu cérebro é composto principalmente de gordura e você precisa do tipo bom de ômega 3 para reparar e melhorar sua função.

- Vá para a cama antes ou por volta das dez horas da noite, e com as *luzes apagadas*!

- Mantenha uma rotina regular. Suas glândulas suprarrenais liberam hormônios específicos em horários específicos do dia, após um ciclo regular de 24 horas. Elas são muito sensíveis aos momentos em que você se alimenta, descansa, se exercita e dorme. Manter seu trabalho, exercícios e refeições regulares garante que esse ciclo regular seja mantido. As refeições e atividades esporádicas forçam suas glândulas suprarrenais a trabalhar fora de seu ritmo natural e as esgotam.

- Faça refeições regulares com quantidades maiores de proteínas e vegetais verdes em comparação com quantidades menores de carboidratos e açúcares refinados.

- Exercite-se, medite e faça exercícios de ioga e respiração diariamente. O **exercício regular** é uma das curas mais cruciais para a depressão, porque altera a química do cérebro de maneira mais permanente do que qualquer medicamento existente no mercado. Se você estiver deprimido demais para se exercitar, estique todas as partes do corpo sempre que puder e faça caminhadas rápidas, passeie de bicicleta ou faça abdominais ou jogging no local se não puder sair de casa. Apenas se mexa, mesmo que seja apenas por cinco minutos. Vá aumentando o tempo até dez minutos e depois mais, quando a confiança chegar. Mas não deixe de se mover.

- Use tratamentos como acupuntura, acupressão, reflexologia, terapia de Bowen (uma profunda terapia corporal desenvolvida na Austrália) ou massagem, todos os quais ajudam a aliviar o estresse e melhorar a saúde.

Enquanto você trabalha para resolver suas emoções e segue hábitos saudáveis, também precisa nutrir as glândulas suprarrenais para que voltem à saúde ideal usando suplementos nutricionais e ervas. Listei alguns nutrientes e ervas que nutrem as glândulas suprarrenais abaixo. Também discuto outras ervas, alimentos e suplementos nutricionais para o bem-estar emocional no capítulo *"Ervas e Suplementos Nutricionais"* e na seção *"Fitoterápicos"*. Se você quiser saber em quais alimentos os nutrientes abaixo são encontrados, consulte o capítulo *"Ervas e Suplementos Nutricionais"* mais adiante neste livro.

Alimentos e Suplementos que Curam suas Glândulas Suprarrenais

Durante o estresse, a quantidade de nutrientes normalmente encontrados nos alimentos não é suficiente para atender às demandas das glândulas suprarrenais e restaurar a sua saúde. O uso de suplementos nutricionais que contêm grandes quantidades de nutrientes — além da ingestão alimentos saudáveis — geralmente é necessário para lidar com o estresse e garantir uma recuperação mais completa.

Alimentos como abacate, batata, banana, frango, pêssego, melão, salmão, atum, feijão e damasco seco nutrem as glândulas suprarrenais.

As *vitaminas B1, B2, B5, B6 e B12* nutrem as glândulas suprarrenais e devem ser usadas juntas. A vitamina B5, frequentemente chamada de *vitamina antiestresse*, é uma das melhores vitaminas do complexo B para a saúde adrenal. Estresse, álcool, consumo excessivo de açúcar e cafeína **esgotam** as vitaminas do complexo B essenciais de seu corpo. Listei quais alimentos contêm quais vitaminas na seção *"Ervas e Suplementos Nutricionais"*.

A *vitamina C* é crucial para nutrir suas glândulas suprarrenais, melhora sua imunidade e reduz os danos causados por toxinas em seu corpo. Dependendo da gravidade da sua condição, a vitamina C pode ser administrada com doses superiores a 1000 mg, duas ou três vezes por dia. A ingestão excessiva de vitamina C pode causar problemas de intestino, portanto, verifique com seu médico o quanto deve tomar. Alimentos que possuem grandes quantidades de vitamina C incluem: laranjas, amla (Groselha Indiana), toranja, kiwi, limão, e frutas vermelhas.

Gorduras como manteiga e gordura de abacate, peixe e frango são nutritivas para as glândulas suprarrenais. Óleos saudáveis, como óleo de coco e ômega 3 e ômega 6 de peixes, nozes e sementes acalmam e reconstroem seu sistema nervoso, reduzem a confusão mental e melhoram a clareza mental.

Melatonina, 5-HTP, triptofano e *teanina* são suplementos comumente usados para promover o sono. A melatonina é mais eficaz quando alguém tem problemas para **adormecer**, enquanto o 5-HTP e o triptofano são mais eficazes para casos em que a pessoa **acorda** com frequência no meio da noite e tem dificuldades pra voltar a dormir. A teanina, menos eficaz que os outros suplementos de sono, é encontrada no chá verde e tem um efeito calmante no corpo e pode ajudar quando você sente que seu sono não é profundo o suficiente.

A *fosfatidilserina* é uma molécula de gordura que **reduz os níveis de cortisol** no corpo, dando um descanso para as glândulas suprarrenais. A fosfatidilserina pode ajudar a reduzir os sintomas de ansiedade e insônia devido ao excesso de cortisol enquanto você usa outros suplementos para restaurar a saúde da glândula adrenal.

O *zinco* é um dos nutrientes essenciais para as glândulas suprarrenais e é nelas que ele está presente em sua concentração mais alta. O zinco fortalece o sistema imunológico, reduz a fadiga e tem um efeito calmante no corpo. O zinco também ajuda na *absorção de vitaminas do complexo B* e participa da produção de vários hormônios da glândula adrenal. Baixos níveis de zinco têm sido relacionados à depressão.

Ervas que Curam suas Glândulas Suprarrenais

Algumas das ervas apresentadas neste livro podem ser extremamente perigosas se mal utilizadas, se usadas por muito tempo, se combinadas com outros medicamentos e outras ervas, ou se forem usadas durante a gravidez ou a amamentação. Por favor, consulte um médico qualificado antes de tentar utilizar qualquer uma dessas ervas.

Os medicamentos fitoterápicos podem ser usados de várias maneiras no tratamento de transtornos do humor, dependendo do órgão que você deseja tratar. Existem ervas que aliviam temporariamente a ansiedade ou elevam o seu humor, e existem ervas que nutrem as glândulas suprarrenais, limpam o fígado ou curam o sistema digestivo. Eu recomendo principalmente o uso de ervas que nutrem as glândulas suprarrenais, limpem o fígado e curem o sistema digestivo, porque essa abordagem geralmente fornece uma cura prolongada.

Ervas nutritivas para os suprarrenais são consideradas **adaptógenas**. Alguns adaptógenos rejuvenescem suas glândulas suprarrenais mais do que outros, e eu os listei abaixo na ordem do que acredito que seja do mais forte para o mais fraco. Essa ordem não é precisa, pois cada erva possui qualidades únicas que a tornam mais adequada a uma condição específica.

Ginseng coreano (Panax ginseng) é um adaptógeno que fortalece e revitaliza seu corpo e melhora a resistência do corpo ao estresse prolongado. Alguns ginsengs estimulam suas glândulas suprarrenais; no entanto, o ginseng coreano é menos estimulante, e é um ginseng que tem melhor uso na ansiedade. O uso prolongado de ginseng superestimula o corpo e o mau uso pode piorar a ansiedade.

Rhodiola (Rhodiola rosea) nutre as glândulas suprarrenais e restaura o equilíbrio entre as glândulas suprarrenais e o **hipotálamo e a hipófise**. Rhodiola é uma erva de ação profunda e fornece fortalecimento suave em longo prazo para as glândulas suprarrenais. É uma excelente erva para tirá-lo da depressão e aliviar a ansiedade resultante do estresse e da exaustão, além de aumentar a resistência durante períodos de estresse. Rhodiola também é uma das melhores ervas para ajudar a restaurar o equilíbrio dos neurotransmissores.

Alcaçuz (Glycyrrhiza glabra) é nutritivo e estimulante, além de apoiar o corpo durante o estresse e ajudar a aumentar a imunidade. Sabe-se que o alcaçuz aumenta a pressão arterial e não deve ser usado por quem tem pressão alta.

Raiz de Ashwagandha (Withania somnifera) fortalece o corpo e ajuda as glândulas suprarrenais a lidar com o estresse e se recuperar dele. Ashwagandha é uma excelente erva calmante e nutritiva e não é estimulante demais.

Raiz de astrágalo (Astragalus membranaceus) é um tônico que ajuda o corpo a resistir aos efeitos do estresse e estimula o **sistema imunológico**. Ajuda a nutrir e restaurar as glândulas suprarrenais sem ser excessivamente estimulante.

Schizandra Berry (Schizandra chinensis) é uma erva calmante e adaptógena. Popular na medicina tradicional chinesa, ajuda na depressão, irritabilidade, insônia e palpitações. Por ser **sedativa e um tônico** ao mesmo tempo, a Schizandra Berry oferece às glândulas suprarrenais a chance de se recuperar, desativando a resposta do seu corpo ao estresse e nutrindo as glândulas suprarrenais de volta à saúde sem estimulá-las demais.

Bacopa (Brahmi, Bacopa monniera) é uma erva usada na medicina ayurvédica com resultados fantásticos. É um adaptógeno suave e **não-estimulante**, excelente para ansiedade e para reduzir os efeitos do estresse. Ajuda a melhorar as habilidades de memória e aprendizado e é excelente para pessoas ansiosas e deprimidas que são esquecidas ou têm dificuldade em pensar com clareza.

Borragem (Borago officinalis) é uma erva muito **reconfortante** e nutritiva para as suprarrenais que ajuda na depressão e na ansiedade. A beleza de Borragem é que também reduz os efeitos do estresse nas glândulas suprarrenais. A borragem **não pode ser usada durante a gravidez**, portanto, tenha cuidado.

Manjericão sagrado (Tulsi, Ocimum sanctum) tem um efeito muito calmante e melhora o humor ao mesmo tempo. Tulsi ajuda a clarear sua mente e é excelente para usar quando você tem depressão misturada com ansiedade. Folhas de manjericão sagrado fazem um chá calmante delicioso.

Amla (Groselha Indiana, Emblica officinalis) contém grandes quantidades de vitamina C, mais até do que as laranjas. A **vitamina C** é extremamente importante para a saúde da glândula adrenal.

Aveia (Avena sativa) é um tônico muito nutritivo para o sistema nervoso e te ajuda a se recuperar da fadiga. A aveia é especialmente calmante se você tiver nervosismo devido à exaustão.

Testando Suas Glândulas Suprarrenais

Existem vários testes de laboratório que você pode fazer para avaliar a saúde de suas glândulas suprarrenais. Observe que, embora alguns testes possam mostrar que suas glândulas suprarrenais estão saudáveis, pode ser que você ainda precise suplementar com ervas ou nutrientes para estabilizar sua saúde.

Os **níveis de cortisol** podem ser medidos através da sua saliva, sangue ou urina. Como os níveis de cortisol circulam ao longo do dia, o ideal é coletar amostras em quatro momentos diferentes do dia para obter uma imagem precisa do funcionamento das glândulas suprarrenais. A coleta de uma única amostra de cortisol não fornece uma imagem precisa da função adrenal. Idealmente, as amostras devem ser coletadas de manhã, ao meio-dia, no fim da tarde e à noite. A medição do cortisol salivar é popular porque é fácil de coletar e fornece uma indicação precisa dos níveis de cortisol em um horário específico.

O Teste DUTCH

O DUTCH (**D**ried **U**rine **T**est for **C**omprehensive **H**ormones) é um exame de urina, e é um dos melhores exames para ajudar a avaliar suas glândulas suprarrenais, cortisol e hormônios sexuais. Ele também analisa outros processos em seu corpo, para que você possa ver se possui deficiências nutricionais ou problemas com processos biológicos.

É um exame muito fácil que consiste em urinar pequenas quantidades de urina em uma tira de papel, deixar a urina secar e enviar as amostras para o laboratório após cerca de um mês. A empresa responsável pelo exame envia o kit para sua casa, mesmo internacionalmente.

Como você coleta muitas amostras de urina em momentos diferentes do dia por cerca de um mês, você obtém uma análise muito precisa de como seu corpo está trabalhando em momentos diferentes do dia. Isso é melhor do que um exame de sangue que apenas analisa seus hormônios em um determinado ponto no tempo.

Uso esse teste frequentemente com meus pacientes e gosto muito da análise clara que recebo do laboratório. Você pode solicitar o teste em health.drameet.com/p/dutchtest e então deixar que eu faça a avaliação.

Outro teste rápido para a saúde adrenal é acender uma lanterna nos olhos de uma pessoa enquanto ela está em uma sala mal iluminada. As **pupilas** ficarão menores por causa da luz brilhante. Com a fadiga adrenal, as pupilas não serão capazes de permanecer pequenas por muito tempo e rapidamente se re-dilatam um pouco depois de se contraírem.

O Sistema Digestivo e
o Bem-Estar

"O médico do futuro não tratará o ser humano com medicamentos, mas irá curar e prevenir doenças com a nutrição."
~ Thomas A. Edison

EU NUNCA TRATEI de nenhum paciente sem antes perguntar sobre seu sistema digestivo e avaliar sua dieta. Seu sistema digestivo é a base da sua saúde, e mantê-lo saudável evita muitas doenças crônicas. Seu intestino possui uma camada de proteção que age como uma barreira semipermeável, controlando quais substâncias dos alimentos que você ingere serão absorvidas pelo seu organismo. Inúmeros vasos sanguíneos minúsculos ao longo do seu intestino absorvem os nutrientes que passam por essa **barreira semipermeável**, transportando posteriormente esses nutrientes para todo o corpo através da corrente sanguínea. Como você verá abaixo, dieta pobre em nutrientes, uso de antibióticos e estilo de vida ruim afetam esta camada do intestino, expondo a corrente sanguínea a partículas e toxinas de alimentos digeridos inapropriadamente. Essas toxinas e partículas de alimentos absorvidas causam reações químicas prejudiciais e inflamações por todo o corpo, comprometendo a saúde de todos os órgãos e alterando todo o equilíbrio de hormônios e substâncias químicas do cérebro.

Probióticos e Síndrome do Intestino Permeável

Seu intestino naturalmente possui bactérias não-nocivas, conhecidas como **probióticos**, que mantêm as bactérias prejudiciais e fungos (também conhecidas como *Cândida*) no sistema digestivo sob controle. Os probióticos também produzem substâncias químicas que protegem o revestimento celular do intestino. O uso de antibióticos, o estresse, a dieta inadequada, um estilo de vida prejudicial e outros fatores eliminam os probióticos, permitindo que fungos e bactérias nocivas se multipliquem. As bactérias e fungos nocivos liberam toxinas no intestino, causando inflamação e morte das células intestinais, deixando **lacunas na barreira do intestino**, uma condição comumente conhecida como *síndrome do intestino permeável.*

Por trás do revestimento do intestino, encontra-se uma grande parte do sistema imunológico, também conhecida como *tecido linfático associado ao intestino (GALT)*. O GALT é exposto a toxinas e partículas de alimentos não digeridas quando o revestimento do intestino é danificado, causando uma enorme reação imune. Essa resposta imune desencadeia uma **inflamação excessiva** no corpo, que produz mais toxinas e aumenta os níveis de cortisol. Também altera a química do seu sangue e o equilíbrio de hormônios e neurotransmissores, causando doenças crônicas e distúrbios de humor.

A toxicidade adicional da síndrome do intestino permeável também prejudica a saúde de órgãos como o fígado, o pâncreas, as glândulas suprarrenais e a tireoide, todos cruciais para a estabilidade emocional. Se o seu **fígado** fica sobrecarregado com toxinas, sua capacidade de limpar o sangue diminui, causando ainda mais inflamação e o aumento de toxinas no corpo e piorando o desequilíbrio de cortisol, hormônios e neurotransmissores.

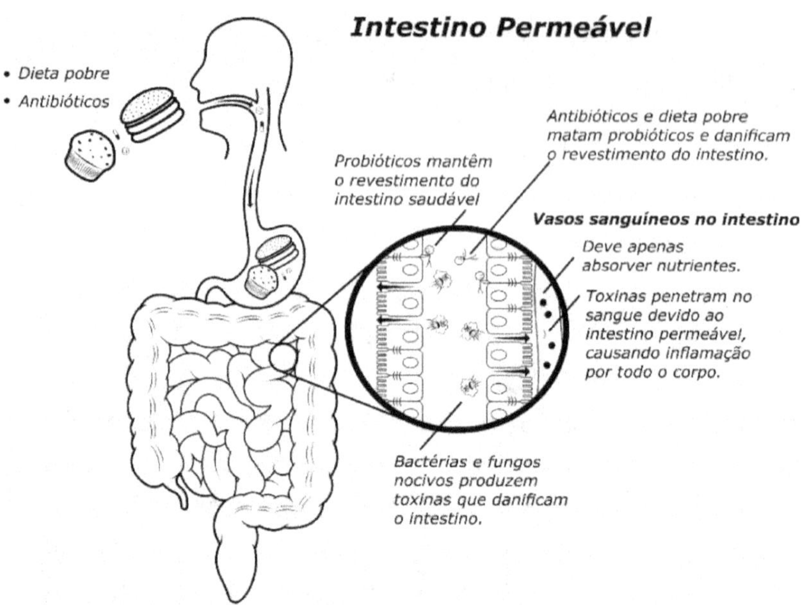

Suas células intestinais, pâncreas e fígado também são responsáveis pela produção de sucos digestivos e enzimas para digerir e absorver completamente seus alimentos. Se eles se tornarem prejudiciais, a digestão e, portanto, a **absorção de nutrientes essenciais** em seu corpo são reduzidas. Quando os nutrientes não são absorvidos adequadamente, isso afeta a capacidade do seu corpo de produzir neurotransmissores cerebrais e possibilita o funcionamento ideal, causando um declínio na sua saúde mental e física.

Devido à sua contribuição para a inflamação crônica e excessiva em seu corpo, a síndrome do intestino permeável também causa danos e **formação de placas** nos vasos sanguíneos, incluindo os do coração, rins e órgãos genitais, o que significa aumento do risco de doenças cardíacas, renais, disfunção erétil e baixo interesse sexual. A inflamação crônica também é uma das principais causas de problemas de pele, como eczema e psoríase, aumento da sensibilidade alimentar, asma, síndrome pré-menstrual, endometriose, sinusite crônica, artrite e outras doenças crônicas.

Tratando Seus Intestinos

Então, como fazemos para restaurar o intestino e reduzir a inflamação? É bem simples e mostrarei como:

1. Reponha os probióticos no seu intestino

Probióticos de alta resistência são encontrados em lojas de alimentos naturais (sob diferentes linhagens, como *lactobacillus acidophilus, lactobacillus rhamnosus, saccharomyces boulardii etc.*). Certos alimentos como iogurte, repolho fermentado e alguns vegetais crus também contêm **probióticos**, mas não em níveis terapêuticos. Repor seus probióticos para quantidades adequadas pode levar até três meses, portanto, seja paciente. O esforço vale a pena, no entanto, porque você está construindo uma base sólida para a saúde em longo prazo.

2. Aumente suas enzimas digestivas e os níveis de ácido do estômago

O ácido estomacal (ácido clorídrico ou HCL) e as **enzimas digestivas** decompõem os alimentos adequadamente, para que seu intestino absorva melhor os nutrientes. O ácido estomacal também ajuda a matar bactérias nocivas que podem estar na sua comida. Estresse, hábitos alimentares inadequados e danos ao sistema digestivo às vezes fazem com que os níveis de ácido estomacal e enzimas digestivas sejam mais baixos que o normal, mesmo que a maioria das pessoas estressadas tenda a níveis mais altos de ácido estomacal. Níveis baixos de ácido no estômago também podem ser causados por baixa atividade da tireoide. Ácidos estomacais baixos e baixos níveis de enzimas permitem que alimentos mal digeridos e bactérias nocivas cheguem ao intestino inferior e causem mais danos e inflamação, agravando a síndrome do intestino permeável. O aumento do ácido estomacal e das enzimas digestivas pode ser alcançado usando cápsulas de HCL e suplementos de enzimas digestivas disponíveis em lojas de produtos naturais. Use-os com cuidado e sob supervisão, pois o excesso de ácido estomacal pode danificar seu intestino.

3. Melhore sua função hepática

Seu fígado produz bile, o que ajuda a quebrar a gordura e outros alimentos. A função hepática prejudicada leva a má digestão e baixa absorção de nutrientes. Discuto como curar o fígado extensivamente no capítulo "*O fígado e o Bem-Estar Emocional*".

4. *Reduza e corrija os danos causados ao seu intestino*

Eliminar alimentos inflamatórios da sua dieta e comer alimentos saudáveis reduz os danos aos probióticos e ao intestino. Alimentos que facilitam a inflamação incluem café, açúcar, grãos refinados (pão branco, bolos etc.), carne bovina e álcool.

Algumas pessoas são sensíveis a alimentos chamados *nightshades* ou solanáceas, que incluem berinjela, tomate e abobrinha, entre outros. Você pode fazer um teste de alergia alimentar por um profissional da saúde. Existem certos alimentos hipoalergênicos que não causam muita inflamação e são seguros para comer como parte de uma dieta anti-inflamatória. Veja a lista no final desta seção.

Os óleos ômega 3 encontrados em alimentos como peixe, nozes e sementes também reduzem a inflamação, a menos que você seja alérgico a esses alimentos. Certas especiarias, como o **cominho e açafrão**, usadas na culinária indiana, também reduzem a inflamação e podem ser adicionadas à sua culinária. Ervas como alcaçuz e olmo vermelho são calmantes e ajudam a curar o intestino inflamado. Além de probióticos e alimentos saudáveis, eu sempre uso um suplemento nutricional chamado L-glutamina. A **L-glutamina** é um aminoácido que fornece uma rica fonte de energia para as células intestinais e ajuda a **curar a parede intestinal**. A L-glutamina traz um processo de recuperação muito melhor para o intestino do que usar apenas probióticos. A L-glutamina também ajuda a produzir substâncias químicas cerebrais importantes, como o GABA, que reduzem a ansiedade. Outros nutrientes que ajudam a recuperar a saúde do intestino incluem **vitamina A, vitamina B5, folato, selênio e zinco. Vitamina D e cálcio** mantêm o ambiente do intestino saudável para os diferentes probióticos, portanto, use esses suplementos enquanto estiver usando probióticos.

Mais benefícios à saúde desses nutrientes são discutidos no capítulo "*Ervas e Suplementos Nutricionais*".

Se você toma antibióticos com frequência, pode ser útil conversar com seu médico sobre como reduzir a quantidade de antibióticos que você toma, porque os antibióticos destroem os probióticos e reduzem sua imunidade. Parte da razão pela qual as crianças desenvolvem infecções crônicas é porque recebem antibióticos muitas vezes em tenra idade. Torna-se um círculo vicioso, porque quanto mais antibióticos eles tomam, pior fica sua imunidade e mais doentes ficam. Portanto, há muitas crianças com infecções crônicas ou que precisam remover suas amígdalas. Se você já usou antibióticos em sua vida, precisa suplementar com probióticos e outros suplementos e evitar alimentos inflamatórios por vários meses. A boa notícia é que, depois de reparar o intestino e remover os alimentos inflamatórios, você terá menos infecções porque sua imunidade melhorará. Eu recomendo consultar um médico naturopata para uma abordagem completa para curar seu intestino, aumentar sua imunidade e abordar a raiz da causa dos seus problemas de saúde.

5. Destrua parasitas, bactérias e fungos prejudiciais

À medida que você melhora sua saúde intestinal, é hora de matar bactérias e fungos prejudiciais. Matá-los pode liberar muitas toxinas no intestino devido às reações químicas causadas pela sua morte. Por esse motivo, prefiro melhorar a saúde intestinal usando os métodos acima por alguns meses antes de destruir bactérias e fungos, a fim de impedir a entrada de toxinas na corrente sanguínea.

O óleo de orégano e o extrato de semente de toranja são ervas poderosas que atuam como antifúngicos. Essas duas ervas são muito fortes e podem ser prejudiciais em grandes quantidades, portanto, use-as com cautela.

Outros alimentos e ervas como alho, manjericão, azeite e óleo de coco também têm propriedades antifúngicas e podem ser adicionados à sua comida regularmente.

Resumo de Nutrientes e Alimentos para Cura do Intestino

- Probióticos para repor as bactérias benéficas no seu intestino
- Vitamina D e cálcio para manter o ambiente intestinal saudável para os probióticos

- L-glutamina, vitamina A, vitamina B5, folato, selênio e zinco para ajudar a curar a parede celular intestinal e reduzir a síndrome do intestino permeável

- HCL (suplementos de ácido do estômago), enzimas digestivas e ervas para o fígado para aumentar a digestão e a absorção de alimentos e reduzir as bactérias nocivas que atingem o intestino grosso

- Açafrão (especiaria), nozes, sementes e óleos de peixe para reduzir a inflamação

- Alcaçuz (evita pressão alta) e olmo vermelho para acalmar os tecidos inflamados do intestino

- Evite alimentos inflamatórios, como café, açúcar, grãos refinados (pão branco, doces etc.), carne, álcool e certos vegetais, como beringela, tomate e abobrinha (solanáceas)

- Óleo de orégano ou extrato de semente de toranja (ambos em quantidades muito pequenas), alho, manjericão, azeite de oliva e óleo de coco para ajudar a matar qualquer fungo ou bactéria prejudicial.

A Dieta Hipoalergênica

A lista de alimentos a seguir foi compilada no Canadian College of Naturopathic Medicine (CCNM) e apresenta os alimentos a serem consumidos e os alimentos a serem evitados para minimizar a inflamação em seu corpo. Baseia-se no trabalho de muitos profissionais de saúde, incluindo médicos naturopatas, médicos e nutricionistas e tem beneficiado imensamente a saúde de pessoas que sofrem de todos os tipos de doenças. Se você visitar Toronto, sugiro visitar a Clínica Naturopática Robert Schad do CCNM, onde equipes de médicos trabalham juntas para otimizar seu bem-estar.

A dieta hipoalergênica é dividida em duas etapas. Primeiro, elimine todos os alimentos alergênicos por três semanas. Se os sintomas desaparecerem, após três semanas reintroduza um alimento restrito em duas refeições todos os dias durante três dias antes de reintroduzir outro alimento restrito. Ao fazer isso, você notará se seu corpo reage a um alimento específico. Os sinais de inflamação incluem fadiga, ansiedade, depressão, erupções cutâneas, dor nas articulações, coriza ou nariz entupido ou o retorno de sintomas antigos que desapareceram quando você não estava comendo. Se você tiver algum sintoma, evite o alimento desencadeador ou use-o com moderação.

Vegetais, Frutas, Leguminosas, Nozes e Sementes que Geralmente São Hipoalergênicos

1. Todos os legumes frescos (tente incorporar todos os legumes, como aspargos, aipo, couve-flor, repolho, cebola, alho, cenoura, beterraba, alho-poró, feijão verde, brócolis, folhas verdes — couve, mostarda, nabo, repolho-chinês (bok choy), agrião etc.)

2. Batata-doce, inhame, abóbora, moranga (efeito muito calmante para o trato gastrointestinal)

3. Brotos: brotos de girassol, ervilha e broto de feijão (especialmente alfafa e trevo vermelho, pois ajudam na desintoxicação)

4. Todas as frutas frescas/congeladas (veja as exceções abaixo)

5. Todas as "frutas vermelhas", frescas ou congeladas (exceto morangos)

6. Todas as geleias ou caldas das frutas permitidas (sem adição de açúcar ou conservante)

7. Arroz integral, arroz branco, milho, trigo sarraceno, quinoa, tapioca, teff, amaranto

8. Todas as leguminosas: feijão e lentilha (todos os grãos, frescos/congelados/secos) e ervilhas

9. Amêndoas cruas, nozes, sementes de gergelim, sementes de abóbora, sementes de girassol

Vegetais, Frutas, Leguminosas, Nozes e Sementes que Podem Ser Alergênicos

1. Tomate, milho, cogumelos, pimentão verde, pimentão vermelho, pimentão, batata.

2. Se houver alergia a ambrósia, elimine alcachofras, alface, sementes de girassol, dente de leão, camomila e chicória.

3. Cítricos (laranjas, tangerinas e qualquer bebida que contenha ácido cítrico).

4. Melões (geralmente contêm e promovem o crescimento de fungos).

5. Morangos, pêssegos, damascos, maçãs, bananas (geralmente contêm produtos químicos usados para amadurecer).

6. Frutos secos (não inclui tâmaras, passas orgânicas sem sulfito, figos sem sulfito, ou cranberries sem sulfito e sem açúcar).

7. Produtos de grãos contendo glúten (trigo, espelta, centeio, aveia, cevada), massas, cereais e doces de padaria.

8. Soja e produtos de soja (tofu, leite de soja, molho de soja, missô).

9. Amendoim, pistache, castanha de caju, castanha do Pará, avelã e nozes, e quaisquer castanhas salgadas/aromatizadas.

Carnes, Óleos e Condimentos Geralmente Hipoalergênicos

1. Peito de frango e peito de peru (melhor se orgânico de animais criados soltos)

2. Cordeiro (melhor se orgânico)

3. Peixes ("selvagens", não de criação) de qualquer tipo (exceto tubarão, peixe-espada, carapau e peixe-telha)

4. Peixe orgânico de criação

5. Azeite de oliva virgem, frio ou para cozinhar em fogo baixo

6. Óleo de coco para cozinhar em fogo alto

7. Óleo de girassol prensado a frio, óleo de gergelim e óleo de linho para temperar e para receitas frias

8. Sal marinho

9. Todas as ervas (por exemplo, salsa, coentro, agrião, endro, manjericão, tomilho, orégano, alho, gengibre)

10. A maioria das especiarias (por exemplo, açafrão, erva-doce, canela, pimenta do reino)

11. Manteiga de nozes/sementes (por exemplo, amêndoa, gergelim (tahine), girassol), molho de feijão (por exemplo, hummus)

12. Molhos: pesto, mostarda sem aditivos

13. Sidra de maçã / vinagre de arroz integral

14. Adoçantes: stevia (verde/marrom, não processada) e mel não pasteurizado com moderação.

Carnes, Óleos e Condimentos Que Podem Ser Alergênicos

1. Carnes vermelhas (carne bovina, suína, bacon), carnes processadas (cachorros-quentes, salame, salsichas, linguiças, carnes enlatadas, carnes defumadas); todos eles contêm farinha, aditivos, corantes e conservantes.

2. Laticínios (leite, creme de leite, queijo, manteiga, iogurte), ovos

3. Frutos do mar: ostra, camarão, lagosta, vieiras, caranguejo

4. Óleos refinados, margarina, gordura

5. Sal de mesa (o sal de mesa não é necessariamente um alérgeno alimentar, apenas não possui os minerais e os benefícios adicionais do sal marinho)

6. Evite as pimentas da família das solanáceas (pimenta caiena, pimenta vermelha, páprica, Jalapeño, mistura de curry)

7. Todos os adoçantes (xarope de milho, xarope de arroz integral, xarope de bordo, melaço, açúcar mascavo/branco, glicose, maltose, maltodextrina etc.); isso inclui sobremesas e todos os alimentos processados ricos em açúcar.

8. Glutamato Monossódico

9. Todos os aditivos alimentares, conservantes e corantes

Bebidas que Geralmente São Hipoalergênicas

1. Água filtrada, pelo menos seis a oito copos por dia

2. Sucos de frutas ou vegetais frescos

3. (Chás de ervas: chá de rooibos, hortelã-pimenta, chá de folhas de urtiga, camomila, raiz de alcaçuz, flor de maracujá, dente-de-leão, cardo de leite e qualquer outro chá de ervas)

4. Chá verde

5. Leite de arroz (sem açúcar)

6. Leite de nozes (sem açúcar)

Bebidas que Podem ser Alergênicas

1. Bebidas com cafeína (café, chá preto, refrigerante); chá verde é uma exceção

2. Álcool

3. Laticínios (leite e outros produtos de leite)

4. Leite de soja

5. Todas as bebidas de frutas adoçadas ou ricas em açúcar refinado

Depois de seguir essa dieta por cerca de três semanas, você notará uma melhora no humor, na quantidade de energia e em eventuais sintomas físicos.

Existem alguns livros de receitas fantásticas que facilitam a alimentação saudável. Eu sou coautor de um *livro de receitas saudáveis baseado em plantas, sem glúten, sem leite e sem óleo.* O livro foi escrito por mim e por Geeta, uma poderosa mestre de Reiki e curandeira xamânica.

Suas receitas têm sido ótimas para pessoas que desejam mais saúde, bem-estar emocional, perda de peso, pele bonita e menos inflamação. Você pode adquirir sua cópia em *health.drameet.com/books.* Você também encontrará outros livros e vídeos sobre:

- Vitalidade sexual e Equilíbrio Hormonal
- Perda de Peso Saudável e Metabolismo Ideal
- Homeopatia para Ansiedade, Estresse e Depressão

O Fígado e o Bem-Estar Emocional

"Sintomas são, na realidade, nada mais do que o clamor dos órgãos sofredores."

~ Jean-Martin Charcot

OK, AGORA QUE você estabilizou suas glândulas suprarrenais e minimizou a inflamação através da dieta e da restauração intestinal, é hora de desintoxicar e estabilizar um dos mais importantes órgãos do seu corpo — o fígado. Na Medicina Tradicional Chinesa, o fígado é considerado um órgão mestre. Ele está envolvido em quase todos os processos do corpo, incluindo a digestão de alimentos, a ativação de enzimas, a produção de hormônios, a produção de proteínas, a ativação de células imunológicas, o armazenamento de vitaminas e ferro e a regulação do açúcar no sangue. O fígado também é vital para o processamento e desintoxicação de produtos químicos, álcool, drogas e colesterol e afeta muitas outras funções relacionadas ao bem-estar físico e mental.

O Fígado e as Toxinas

O fígado processa toxinas provenientes de processos químicos em seu corpo e de alimentos, drogas, álcool, pesticidas e outras toxinas ambientais. Ele remove essas toxinas do seu corpo produzindo **bile**, que é secretada no intestino e no sangue para **excreção** nos rins. No intestino, a bile se mistura com as fezes e é eliminada junto com qualquer outro material não digerido. A bile também é como um **lubrificante** e ajuda as fezes a serem excretadas facilmente.

Atualmente, a maioria das pessoas tem um funcionamento lento do fígado devido a estilos de vida estressantes e toxinas ambientais. Essas pessoas desintoxicam menos, produzem menos bile e geralmente são mais propensas a gases, inchaço, constipação, fezes inconsistentes ou síndrome do intestino irritável. **A constipação aumenta a quantidade de toxinas retidas e reabsorvidas no corpo.** Essas toxinas afetam negativamente hormônios, neurotransmissores e todos os seus órgãos, que são todos essenciais para o bem-estar emocional.

Níveis elevados de toxinas também sobrecarregam seus órgãos e os fazem trabalhar muito mais, aumentando sua demanda por nutrientes preciosos, o que deixa menos nutrientes disponíveis para a produção de neurotransmissores que melhoram o humor. As toxinas também criam inflamações crônicas em seu corpo, que pressionam suas glândulas suprarrenais a produzir constantemente níveis mais altos de cortisol. Níveis continuamente altos de cortisol intensificam a depressão e a ansiedade porque o cortisol suprime a serotonina, o GABA e a dopamina, como vimos no capítulo *"As Suprarrenais e o Bem-Estar Emocional"*. Como você pode ver, a insuficiência hepática aumenta a toxicidade em seu corpo e tem uma correlação **direta** com a saúde mental. Também tem uma correlação direta com diferentes doenças, incluindo problemas menstruais, baixa libido, síndrome do intestino irritável, câncer, inflamação crônica, distúrbios da visão, enxaquecas, insônia e muitas outras condições. Estou lançando um novo livro sobre como cuidar do seu fígado com medicina natural. Ele possui a maior parte do conteúdo deste capítulo e também apresenta remédios mais novos e de ação mais profunda. Você o encontrará em health.drameet.com/books. Se não foi lançado ainda, deixe seu e-mail e informaremos assim que o lançamento acontecer.

Fígado, Digestão e Eliminação de Toxinas

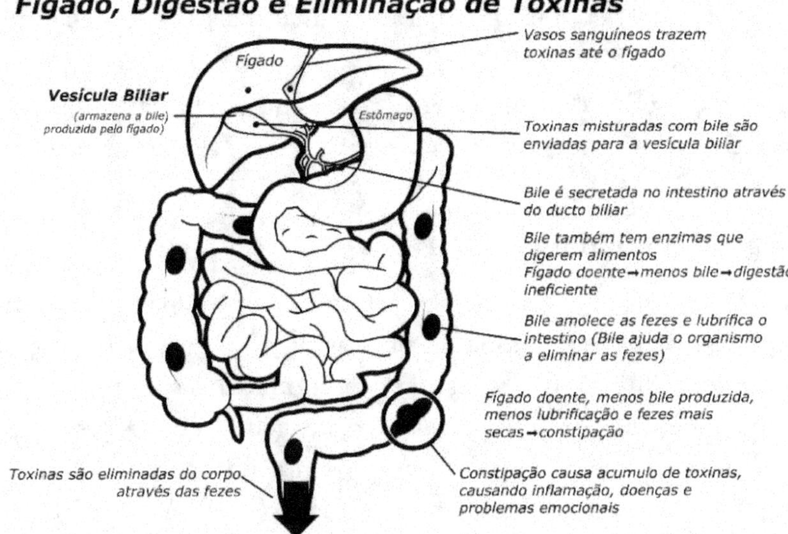

Fígado, Lactato, Álcool, Café e Açúcar

O lactato é uma das substâncias químicas responsáveis pela ansiedade, produzido quando você ingere grandes quantidades de glicose e açúcares. Os níveis de lactato aumentam quando você come muito açúcar, carboidratos simples e alimentos inflamatórios. Seu fígado converte novamente o lactato em glicose, mas se o fígado é tóxico ou lento, os níveis de lactato no sangue aumentam em vez de serem convertidos em glicose, causando níveis mais altos de ansiedade. Para minimizar os níveis de lactato no seu corpo, faça o seguinte:

- Coma menos carboidratos, açúcares refinados e alimentos aos quais possa ter sensibilidade.

- Evite o álcool, pois ele interfere na função hepática e também prejudica a capacidade do fígado de converter novamente o lactato em glicose. Se você tem desejo por bebidas alcoólicas, provavelmente está com baixos níveis de um neurotransmissor chamado **GABA**, o que pode ser resolvido usando alguns suplementos descritos no capítulo *"Ervas e Suplementos Nutricionais"*.

- O café estimula a liberação de açúcar no sangue e também interfere na função hepática. Ambos os processos aumentam os níveis de lactato no sangue. A cafeína também pressiona as glândulas suprarrenais para trabalhar mais sem nutri-las, piorando a depressão e a ansiedade.

Como você pode ver, grandes quantidades de álcool, café e açúcar pioram a ansiedade e a depressão, e evitar esses alimentos acelerará sua recuperação.

O Fígado e os Hormônios

Estrogênio, progesterona e testosterona têm impacto profundo nas emoções, e o fígado desempenha um papel importante na regulação desses hormônios. Muitas mulheres têm predominância estrogênica, o que significa que elas têm altos níveis de estrogênio e baixa progesterona. A **progesterona** é um hormônio importante no combate à depressão e ansiedade, pois ajuda a melhorar a função GABA no cérebro e está relacionada a uma **melhor qualidade de sono** e a **emoções mais positivas** nas mulheres. Altos níveis de testosterona fazem você se sentir bem e reduz os sentimentos de ansiedade, deixando-o menos propenso à depressão.

Nas mulheres em especial, os desequilíbrios no fígado fazem com que os hormônios se desequilibrem, e isso pode causar sintomas como menstruação irregular, cólicas, síndrome pré-menstrual (TPM), gases, inchaço, constipação, dores de cabeça, visão turva, sensibilidade nos seios, alterações de humor e sintomas de ansiedade e depressão.

Outros fatores que alteram seu equilíbrio de estrogênio e progesterona incluem terapia de reposição hormonal (TRH) e o uso pílula anticoncepcional. O uso crônico de medicamentos hormonais esgota os nutrientes vitais, como as vitaminas B (especialmente vitamina B6), folato, magnésio, selênio, zinco, vitamina C e vitamina E, aumentando o risco de problemas emocionais.

Cuidando do Fígado

Cuidar do fígado inclui desintoxicar as células do órgão, melhorar seu funcionamento e sua recuperação e protegê-las dos danos oxidativos causados por todas as toxinas que elas combatem. Usar ervas, dieta, suplementos e óleo de rícino são algumas das melhores maneiras de prevenir e corrigir danos no fígado.

Óleo de Rícino

O óleo de rícino, quando aplicado externamente na pele sobre a área do fígado e o abdômen, é uma maneira poderosa de eliminar as toxinas do fígado. Usei este óleo com sucesso em pacientes com dores menstruais, endometriose, desequilíbrios hormonais, constipação e para desintoxicação geral.

Para fazer uma compressa de óleo de rícino, embeba um pano de flanela em óleo de rícino. Deixe-o molhado, mas não o suficiente para pingar.

- Coloque a flanela encharcada sobre toda a caixa torácica direita, do meio do peito, logo abaixo do seio direito, até a borda inferior das costelas, estendendo-se até a linha da axila direita. É aqui que o fígado fica, embaixo da caixa torácica. O óleo de rícino será absorvido pela pele e criará um efeito calmante e estimulante no sistema linfático e no fígado.

- Coloque um filme plástico ou um saco plástico sobre o pano. Isso irá proteger sua roupa do óleo e também o manter em contato com a pele.

- Encha uma bolsa de água quente. A água deve estar a uma temperatura que você possa tolerar e que não queime a pele. Coloque a bolsa de água quente por cima do filme plástico. O calor fará com que o óleo de rícino penetre mais profundamente na pele, em direção ao seu fígado.

- Mantenha a compressa por pelo menos uma hora, enquanto permanece deitado(a), ou durma com ela a noite toda.

- Quando terminar, coloque a flanela em um recipiente bem fechado e o guarde no congelador. Use a mesma flanela no dia seguinte, com um pouco mais de óleo de rícino para manter a umidade. Depois de uma semana de uso, lave a flanela, pois a esta altura o óleo de rícino presente nele já estará um pouco velho.

- Repita a compressa de óleo de rícino diariamente por cerca de dois a três meses. O efeito acumulativo de fazer esta compressa regularmente é o que a torna benéfica. Após um mês de uso regular, você começará a notar os benefícios.

Não beba óleo de rícino nem aplique sobre a pele lesionada e NUNCA use durante a gravidez, amamentação ou durante a menstruação. Se você estiver menstruando, tiver intestino solto ou engravidar durante esse período, pare de fazer a compressa de óleo de rícino.

Alimentos e Suplementos que Curam o Fígado

Alimentação correta e suplementos nutricionais ajudam o fígado a funcionar melhor. Certos alimentos melhoram a saúde do fígado, alguns reparam os danos causados ao fígado por toxinas e outros o estimulam a secretar mais bile, o que ajuda a eliminar toxinas. Beterraba, alcachofra, espinafre, couve, couve de Bruxelas, brócolis, couve-flor, cenoura, batata doce, abóbora, tomate, ervilha, feijão, repolho, pastinaga, abóbora, inhame, cenoura, aipo, cebolinha, pepino, alho, couve-rábano, mostarda , quiabo, cebola, salsa, ameixas, mirtilos, maçãs e açafrão são alimentos que melhoram a saúde do fígado e também ajudam a **reduzir os danos** causados ao fígado por toxinas. O suco de beterraba, especialmente, é uma boa fonte de um nutriente chamado glutationa, que protege o fígado contra danos causados por toxinas.

Vegetais de folhas amargas, como dente-de-leão, chicória e rúcula, estimulam o fígado a **secretar mais bile** e toxinas e podem ser facilmente adicionados à sua salada. Escolha alimentos cultivados organicamente sempre quanto possível, pois muitos produtos contêm pesticidas, que são prejudiciais ao seu corpo e aumentam a toxicidade. Evite ácidos graxos trans e *fast food*, pois eles também aumentam a carga tóxica em seu corpo.

Água Quente com Limão e Pimenta Caiena

Água quente com meio limão espremido e um pouco de pimenta caiena meia hora antes das refeições é uma maneira suave de desintoxicar o fígado. Esta bebida saborosa ajuda o fígado e a vesícula biliar a secretar a bile no intestino, liberando toxinas que estavam armazenadas no fígado.

Antioxidantes são nutrientes que ajudam a reparar e proteger as células do fígado contra danos causados por toxinas. Frutas vermelhas coloridas (por exemplo, mirtilos e framboesas) e legumes e verduras frescos são fontes ricas de antioxidantes. Os nutrientes antioxidantes incluem glutationa, selênio, vitamina A, vitamina C, vitamina E, ácido alfalipóico e coenzima Q10. Se você não come frutas e verduras frescas o suficiente, ou se vive ou trabalha em um ambiente potencialmente tóxico, como a maioria de nós hoje em dia, precisa de antioxidantes extras em sua dieta. Os antioxidantes também são excelentes para a saúde do coração, prevenção do câncer e saúde geral.

Para ajudar seu corpo a se **desintoxicar** melhor, inclua uma grande quantidade de **fibra e água** em sua dieta. A água ajuda os rins a eliminar toxinas, e a fibra se liga a toxinas no intestino para facilitar a remoção pelas fezes. A fibra é um componente vital de uma dieta saudável, pois, se não estiverem ligadas às fibras, muitas toxinas são reabsorvidas no corpo.

Ervas para o Fígado

As ervas podem desintoxicar o fígado, melhorar sua função e protegê-lo de danos tóxicos. A maioria dessas ervas está disponível em lojas de alimentos naturais ou no seu médico naturopata. Use essas ervas sob a supervisão de um profissional da saúde, pois combiná-las com medicamentos ou dosagens impróprias pode ser prejudicial.

Cardo de leite (Silybum marianum) é uma erva popular para a saúde do fígado. O cardo de leite contém silimarina, uma substância poderosa que protege as células do fígado contra danos causados por toxinas e outros produtos químicos. Cardo de leite também ajuda as células do fígado a funcionar melhor, melhorando assim a desintoxicação.

Raiz de dente-de-leão (Taraxacum officinale) estimula o fígado a liberar mais bile e é um poderoso desintoxicante do fígado. A raiz do dente-de-leão é mais útil para a desintoxicação do fígado, enquanto a folha é mais útil para a desintoxicação dos rins.

Cúrcuma (Curcuma longa) é uma especiaria usada na culinária indiana e possui curcuminóides, que têm inúmeros benefícios à saúde. A cúrcuma protege as células do fígado e estimula o fígado a produzir e secretar bile. Cúrcuma também é antisséptico e anti-inflamatório, tornando-o útil para infecções e condições inflamatórias, como a artrite. Também parece ajudar com problemas de câncer e colesterol, tornando-se uma erva verdadeiramente maravilhosa.

Meu novo livro, *Fígado: Detox, Gordura no Fígado & Doenças Crônicas*, em health.drameet.com/books, aborda muito mais detalhes sobre como melhorar sua saúde, curando o fígado completamente com o uso de ervas, nutrição, alimentos e remédios homeopáticos. Certifique-se de seguir algumas das diretrizes que forneço neste livro para conquistar uma ótima saúde do fígado.

A Glândula Tireoide e o Bem-Estar Emocional

"Aceitar o poder de outra pessoa é uma forma de encontrar o seu próprio poder verdadeiro."

~ Dr. Ameet Aggarwal, ND

OUTRO ÓRGÃO fortemente relacionado ao bem-estar emocional é sua glândula tireoide. Sua glândula tireoide produz hormônios que aceleram seu metabolismo e ajudam suas células e cérebro a usar a energia com eficiência. Quando há fadiga adrenal, a glândula tireoide precisa trabalhar mais para manter o metabolismo. Com a falta de suporte adrenal, a glândula tireoide fica exausta, levando a um baixo desempenho, também chamado de hipotireoidismo.

O uso de medicamentos para tireoide durante a fadiga adrenal pode ser um problema, porque tais medicamentos aumentam seu metabolismo, o que força as glândulas suprarrenais cansadas a se esforçarem ainda mais. Isso piora a fadiga adrenal e nem sempre cura o hipotireoidismo. Nutrir suas glândulas suprarrenais é, portanto, crucial para tentar curar o hipotireoidismo.

A glândula tireoide produz os hormônios T3 e T4, que controlam as reações químicas no corpo e otimizam a maneira como suas células consomem energia. O T3 é a forma ativa e o T4 é convertido em T3 ativo. O T3 ajuda o cérebro a produzir serotonina, portanto a saúde da tireoide é essencial para o funcionamento mental ideal.

A glândula tireoide é ativada por um hormônio chamado hormônio estimulador da tireoide (TSH). O TSH é produzido pela hipófise, em seu cérebro. Durante o estresse adrenal, altos níveis de cortisol suprimem o

TSH, o que suprime a produção de T3 e T4. Quando os níveis de cortisol estão muito altos ou muito baixos, a conversão de T4 em T3 ativo também é reduzida e dessensibiliza seu corpo aos efeitos do T3, perpetuando sentimentos de depressão, letargia, ansiedade, falta de memória e baixa concentração.

Curiosamente, os probióticos no intestino convertem o hormônio inativo T4 em T3 ativo. O T3 ajuda as células da parede intestinal a se unirem, reduzindo a síndrome do intestino permeável. Se a quantidade de probióticos no intestino estiver comprometida ou se a função da tireoide estiver comprometida, você terá menos T3 disponível para manter intacta a barreira intestinal, piorando o intestino permeável, a inflamação crônica, o estresse adrenal e doenças crônicas.

Outro fato interessante é que a glândula tireoide e o fígado afetam-se mutuamente. Os hormônios da tireoide são processados pelo fígado e também afetam o funcionamento das células do fígado. Portanto, a baixa função tireoidiana prejudica a função hepática e agrava a constipação, afeta a digestão e desregula o equilíbrio hormonal, sendo, portanto, prejudicial ao seu bem-estar emocional. Além disso, o mau funcionamento do fígado diminui a quantidade de hormônio tireoidiano ativo flutuando no corpo, piorando a depressão, a ansiedade e outros sintomas. Portanto, uma combinação de tireoide saudável, níveis probióticos bem equilibrados no intestino e um fígado bem cuidado é um seguro contra todos os tipos de problemas de saúde físicos e emocionais.

Hormônios da Tireoide e Bem-Estar Emocional

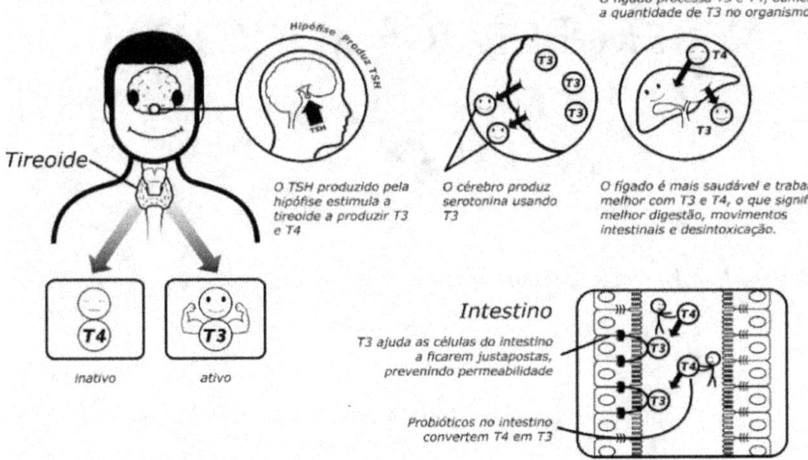

Minerais, Toxinas Ambientais e Bem-Estar Emocional

"A terra provê o suficiente para as necessidades de todos os homens, mas não para a sua ganância."

~Mahatma Gandhi

INERAIS COMO COBRE, zinco e magnésio afetam seu humor devido ao efeito deles em diferentes órgãos e enzimas. A toxicidade do **cobre** causa depressão e desequilíbrio na tireoide. As deficiências de **zinco** e **magnésio** acentuam a ansiedade.

Baixos níveis de magnésio impedem que você absorva e ative as vitaminas do complexo B, desestabilizando a saúde adrenal e os níveis de neurotransmissores. A falta de magnésio também reduz a quantidade de cálcio em seu corpo, o que piora a ansiedade e a depressão. Os níveis de **potássio** e **sódio** também devem estar em equilíbrio para que o sistema nervoso funcione adequadamente. Baixos níveis de **cromo** afetam o equilíbrio de açúcar no sangue, levando a doenças crônicas e flutuações de humor. Outros minerais são igualmente importantes para a saúde mental e, se houver desequilíbrio em algum deles, sua saúde geral é prejudicada.

Metais tóxicos, especialmente chumbo, níquel, cobre, arsênico, alumínio e mercúrio, interferem no metabolismo do seu corpo e podem contribuir significativamente para o surgimento de problemas emocionais. O **mercúrio** destrói muitas enzimas, nervos e outros tecidos saudáveis do corpo, causando muitos problemas de saúde. O mercúrio entra em seu corpo através de restaurações dentárias de amálgama, certos alimentos processados, vacinas e alguns tipos de peixe, como salmão de criadouros. Se você tiver obturações de mercúrio, seria uma boa ideia consultar um dentista biológico especializado em remover as obturações de mercúrio de maneira segura. Depois de remover as restaurações de mercúrio, ainda pode haver uma certa quantidade de mercúrio flutuando nos tecidos. Suplementos alimentares como coentro e Chlorella podem ajudar a agregar e remover esse mercúrio. A terapia por quelação, descrita abaixo, é uma das melhores maneiras de se livrar do mercúrio tóxico.

Análise Mineral do Cabelo

Como o cabelo é produzido a partir das células do seu corpo, ele também contém minerais e toxinas que são encontradas nos tecidos do corpo, e os níveis encontrados no cabelo de certa forma refletem os níveis de minerais e toxinas nos tecidos do corpo, embora não com precisão, porque alguns estão situados dentro dos órgãos e não chegam à superfície. Um teste mineral capilar, que analisa amostras de seu cabelo, fornece uma indicação de minerais e elementos tóxicos em seu corpo e também fornece as seguintes informações:

- Explicações detalhadas de quais desequilíbrios minerais você pode ter.

- Quais doenças podem causar desequilíbrios nutricionais diferentes.

- A quais doenças você pode estar propenso com base nos seus níveis de minerais e toxinas. Por exemplo, os testes geralmente indicam se você possui fadiga adrenal com base no fato de que os níveis de sódio no cabelo são excessivamente altos quando comparados a níveis de potássio e magnésio mais baixos.

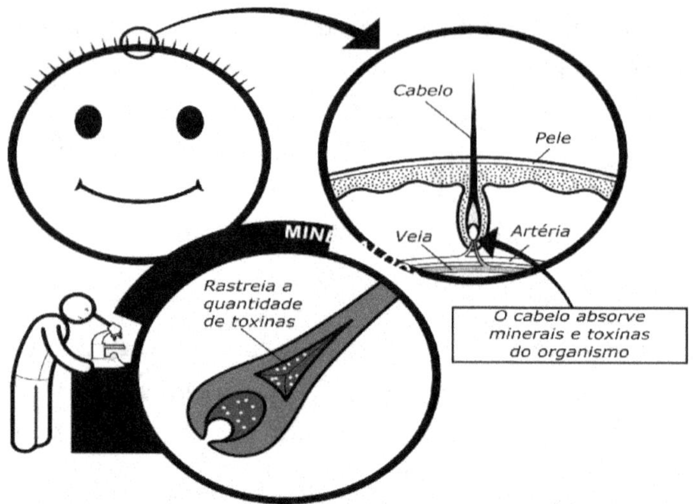

Quelação

Como mencionado anteriormente, o teste de análise capilar não é um teste de precisão exata dos níveis de toxinas em seu corpo. Idealmente, é melhor medir os níveis de toxinas diretamente dos tecidos do seu corpo. Isso é possível através da quelação, na qual você come ou injeta medicamentos conhecidos como *agentes quelantes*, que se ligam a vários minerais e metais tóxicos diretamente de seus tecidos. Os agentes quelantes e as toxinas ligadas são transferidos para fora do seu corpo através da urina, que os laboratórios então usam para medir os níveis de toxinas em seu corpo.

A **terapia por quelação** é uma das melhores maneiras de remover metais tóxicos do seu corpo. Dependendo da sua saúde, um especialista qualificado escolherá um agente quelante adequado às suas necessidades. O *ácido dimercaptosuccínico* (DMSA) é um agente quelante popular porque pode ser tomado por via oral, enquanto outros agentes quelantes, como o *ácido etilenodiaminotetracético* (EDTA) e o *ácido 2, 3-dimercapto-1-propanossulfônico* (DMPS), ou são caros ou precisam ser injetados.

Ao usar a terapia por quelação, sempre complemente com minerais como magnésio e zinco entre os ciclos de quelação, porque a quelação infelizmente também retira minerais bons do seu corpo. Suplementos nutricionais, como **Chlorella** e **coentro**, aumentarão os efeitos da terapia por quelação. Grandes quantidades de coentro mobilizarão mercúrio e toxinas de seus tecidos, e a Chlorella ajudará a agregar essas toxinas para que ocorra sua remoção do corpo. Eu também uso medicamentos homeopáticos, como mercúrio homeopático, para estimular o corpo a liberar mercúrio das profundezas dos tecidos. Discuto os benefícios da homeopatia em mais detalhes no capítulo *"Homeopatia"*.

INSÔNIA: CAUSAS E TRATAMENTOS

INSÔNIA É COMUM em pessoas que sofrem de ansiedade e depressão e piora os problemas emocionais porque a falta de sono causa estresse e esgota o corpo. A maioria das pessoas com insônia acha difícil adormecer ou acorda frequentemente no meio da noite, às vezes não conseguindo adormecer novamente até altas horas da manhã.

A primeira coisa a lembrar enquanto você fica acordado é tentar não ficar inquieto ou preocupado, porque isso piora o estresse, a insônia e os problemas emocionais. Quando você acordar no meio da noite ou tiver dificuldade em adormecer, mantenha a calma e diga para si mesmo que esse é um período de descanso e uma chance de ter **pensamentos positivos**. Use esse tempo para pensar em tudo que correu bem durante o dia e em tudo o que você tem para agradecer. Você também pode usar esse tempo para praticar alguns de seus **exercícios de meditação ou respiração** profunda, pois esse pode ser o momento ininterrupto perfeito para curar sua mente. Quando você permanece calmo durante o período de insônia, você se sente menos estressado e exausto durante o dia. Costumo incentivar as mulheres grávidas a usar esse tempo para se relacionar com o bebê com palavras de amor. Funciona como mágica.

Apesar deste conselho simples, a insônia pode ser realmente complicada de tratar. Listo algumas causas comuns de insônia e algumas terapias úteis para você explorar se tiver problemas para dormir.

Café, chá e até chá verde têm cafeína e até mesmo uma xícara por dia pode mantê-lo acordado. Versões descafeinadas **não** são uma opção melhor devido aos processos químicos usados para remover a cafeína das bebidas. Chás de ervas como camomila, urtiga ou roiboos, que naturalmente não têm cafeína, são uma opção muito melhor.

Certos suplementos, como vitaminas do complexo B e ginseng, também podem ser estimulantes; portanto, tente tomá-los no início do dia se eles estiverem mantendo você acordado.

Níveis anormais de cortisol, DHEA e hormônio tireoidiano interferem no sono. Níveis altos de cortisol à noite suprimem a produção de melatonina, então, definitivamente, equilibre suas glândulas suprarrenais, cure seu sistema digestivo e evite alimentos inflamatórios, conforme discutimos no capítulo sobre o sistema digestivo. **Ervas que nutrem as suprarrenais**, como Ashwagandha e Rhodiola, podem ajudar a corrigir os desequilíbrios hormonais e o cortisol. Fosfatidilserina, melatonina, 5-HTP, inositol e teanina são suplementos que também ajudam a combater a insônia e são discutidos no capítulo *"Ervas e Suplementos Nutricionais"*.

A melatonina ajuda mais no caso de pessoas que têm problemas para pegar no sono, enquanto o 5-HTP, o inositol e a teanina são mais úteis para as pessoas que têm problemas para manter o sono ou que têm sono profundo o suficiente. Verifique com seu médico antes de usar esses produtos, pois combiná-los com medicamentos pode ser prejudicial.

Baixos níveis do hormônio progesterona, que é especialmente comum em mulheres na menopausa, podem causar insônia. Ervas como *Vitex agnus castus* e ervas que nutrem as suprarrenais ou creme natural de progesterona (usado sob supervisão médica) podem ajudar a equilibrar seus níveis de progesterona.

Baixo nível de açúcar no sangue no meio da noite também pode causar insônia, porque seu cérebro acorda com fome e procura por comida, mesmo que você não sinta fome física. Às vezes, fazer uma refeição rica em carboidratos mas sem proteínas à noite pode causar um aumento rápido de açúcar no sangue, que cai rapidamente no meio da noite devido a grandes quantidades de insulina produzida pelo organismo para equilibrar o açúcar no sangue. A ingestão de quantidades adequadas de proteína para o jantar, ou comer amêndoas antes de dormir garantirá que os níveis de nutrientes no sangue não caiam muito rápido no meio da noite, para que seu cérebro receba nutrientes suficientes durante a noite. Considere usar um glicosímetro (usado por diabéticos) para testar seus níveis de açúcar no sangue se você acordar no meio da noite.

Baixos níveis de magnésio aumentam a sensação de estresse e podem ser uma das principais causas da insônia. O magnésio acalma o sistema nervoso e ajuda o corpo a relaxar. Você pode tomar **suplementos de magnésio** ou obtê-lo através de sua dieta. Os **sais de Epsom** são sais contendo magnésio que você pode usar no banho de banheira, que é uma ótima maneira de relaxar o corpo antes de dormir, porque o magnésio é absorvido pela pele. Eu recomendo banhos de sal de Epsom, porque eles têm vários benefícios para a saúde quando feitos regularmente.

Baixo nível de ferro foi associado à insônia, mesmo níveis moderadamente baixos de ferro podem causar insônia e também comumente causar síndrome das pernas inquietas. Verifique seus níveis de ferro e avalie sua dieta e sua saúde geral com um médico naturopata se seus níveis estiverem baixos. Você pode estar tendo problemas para absorver o ferro pelo intestino ou não estar ingerindo ferro o suficiente em sua dieta. Sangramento excessivo, incluindo períodos menstruais intensos, também pode causar baixos níveis de ferro.

A *apneia do sono, ou dificuldade para respirar enquanto dorme*, é um problema comum, especialmente entre os idosos. A apneia do sono geralmente é causada por uma obstrução das passagens das vias aéreas durante o sono, o que faz com que você acorde no meio da noite ou se sinta muito cansado pela manhã. A apneia do sono também priva o cérebro e o corpo de oxigênio durante o sono, o que leva a uma sensação de fadiga quando você acorda.

Você pode visitar uma clínica do sono, onde eles monitoram você enquanto dorme para ver se você tem apneia do sono. Essas clínicas também oferecem aparelhos respiratórios que você pode usar para impedir que as passagens das vias aéreas sejam obstruídas enquanto você dorme. Conheço algumas pessoas que costumavam ficar extremamente cansadas durante o dia e agora têm muita energia, pois resolveram seus problemas respiratórios à noite. Também vi a apneia do sono ser reduzida ao remover alimentos inflamatórios da dieta, principalmente laticínios.

Pequenas quantidades de luz e ruído, mesmo de uma luz noturna ou despertador no seu quarto, atrapalham o seu sono, interferindo na produção de melatonina. Carros passando em uma estrada próxima ou gatos miando podem criar ruído de fundo suficiente para impedir que você durma bem. Para otimizar a produção de melatonina, verifique se o seu quarto está **completamente escuro** à noite e **à prova de som** o máximo possível. Remova também todos os telefones celulares ou dispositivos eletrônicos do seu quarto, porque as ondas eletromagnéticas interferem no estado de repouso do seu cérebro.

A *toxicidade por metais pesados* interfere em muitos de seus hormônios e órgãos e pode causar insônia. Consulte o capítulo anterior *"Minerais, Toxinas Ambientais e Bem-Estar Emocional"* para aprender como testar e remover metais pesados do seu corpo.

Atividades antes de dormir, como se exercitar tarde da noite, podem manter os níveis de cortisol mais altos à noite e impedir que você durma bem. Comer muito tarde da noite também pode causar insônia ou um sono agitado, porque seu corpo está ocupado digerindo alimentos em vez de dormir. Evite assistir televisão ou trabalhar no computador pelo menos uma hora antes de dormir, porque a luz dos dispositivos eletrônicos interfere na produção de melatonina. Evite trabalhar em projetos estressantes perto da hora de dormir e, definitivamente, não mantenha material de trabalho em seu quarto. **Certifique-se que seu quarto esteja associado apenas a relaxar e dormir.**

O *exercício regular* durante o dia ajuda a regular os níveis de cortisol em seu corpo e é um ótimo alívio para o estresse, o que ajuda a melhorar a qualidade do sono e o bem-estar emocional.

Compressas de óleo de rícino, conforme descrito no capítulo "O Fígado e o Bem-Estar Emocional", desintoxicam o fígado, que na medicina tradicional chinesa é considerado um órgão importante para o sono, o estresse e os problemas emocionais. As compressas de óleo de rícino também relaxam o corpo, então as faça antes de dormir.

Meditação, riso, relaxamento consciente e técnicas de respiração (como a respiração alternativa das narinas, descrita no capítulo *"Estilo de Vida Saudável"*) desviam sua mente dos padrões de estresse consciente e inconsciente e ajudam seu corpo a relaxar mais profundamente. Se você acha difícil meditar, existem ótimas meditações on-line guiadas por áudio que o guiam por meditações poderosas para ajudá-lo a relaxar mais. Escolha algumas se estiver tendo dificuldades para meditar sozinho. Se você acordar no meio da noite, aproveite esta oportunidade para meditar um pouco mais, pense em todas as coisas que foram boas para você no dia anterior e pense em todas as coisas pelas quais você é grato, incluindo sua cama quente, a luz do sol, as plantas do lado de fora, o carro que você possui, e a água que bebe — fazer esses exercícios é muito mais saudável e mais relaxante do que ficar estressado por não dormir bem.

Andar descalço na água por cinco a dez minutos antes de dormir parece ajudar algumas pessoas a dormir melhor.

A *Terapia de Bowen e a acupuntura* funcionam como mágica para muitos casos difíceis de insônia. Na Medicina Tradicional Chinesa, a hora em que você acorda está relacionada ao órgão que pode estar desequilibrado. Por exemplo, se você acordar entre 1:00 e 3:00, é provável que seu fígado esteja desequilibrado; entre 23:00 e 1:00 é sua vesícula biliar, e entre 3:00 e 5:00 são seus pulmões. Se seus pulmões estão desequilibrados, geralmente significa que há algum estresse emocional ou sofrimento não resolvido que você pode precisar processar. O desequilíbrio hepático é o mais típico envolvido na insônia, e geralmente significa estresse não resolvido, raiva, irritabilidade, frustração, desequilíbrio hormonal, toxicidade ou alguma sensibilidade alimentar. Alguns dos pontos de acupuntura úteis para insônia, ansiedade e depressão são descritos no capítulo "*Acupuntura e Medicina Chinesa*".

Os *medicamentos homeopáticos* também são ótimos para combater a insônia, são muito gentis com o corpo e não têm efeitos colaterais. Alguns remédios homeopáticos comuns incluem *café* e *nux vomica*, embora seja melhor **consultar um médico homeopata ou naturopata** para obter um remédio mais individualizado. Florais de Bach também podem ser úteis, e há uma tintura combinada vendida como *Night Rescue* ou versões semelhantes desse nome feitas por diferentes empresas.

Sexo Melhor: Melhorando a Satisfação Sexual Através do Bem-Estar Físico e Emocional

S EXO É UMA parte importante da vida de muitas pessoas. Sexo saudável, prazer sexual, satisfação sexual e intimidade dependem da sua saúde física e emocional, bem como da sua compatibilidade com o seu parceiro. Há uma razão para que esta seção sobre saúde sexual seja sobre como manter seu corpo saudável e suas emoções estáveis. Problemas de saúde física e ansiedade emocional não ajudam em nada a melhorar sua vida sexual. Agora que você entendeu todos os fatores que afetam sua saúde física e emocional, pode entender como eles se relacionam com a saúde sexual.

Elizabeth era uma paciente minha de 32 anos de idade. Ela veio a mim por dores nas costas, mas também tinha espasmos vaginais e secura vaginal. Obviamente, isso tornava o sexo doloroso. Percebemos que seu corpo estava em estado de inflamação e desequilíbrio de cortisol, o que também estava afetando seus níveis de estrogênio e progesterona. Seu desequilíbrio hormonal estava reduzindo sua lubrificação vaginal. Após restaurar o equilíbrio hormonal, remover os alimentos inflamatórios da dieta, reparar a saúde digestiva da maneira descrita no capítulo *"O Sistema Digestivo e o Bem-Estar"* e desintoxicar o fígado, a secura vaginal melhorou, mas os espasmos não pararam.

Suspeitei de um problema emocional e perguntei quando os espasmos começaram. Ela disse que tinham se iniciado cerca de 3 meses antes. Perguntei então se ela conseguia se lembrar de algum evento emocional significativo próximo a esse momento. Cinco meses antes, seu namorado havia gritado com ela do nada, quando ela menos esperava. Este não era um comportamento típico dele e eles normalmente tinham um bom relacionamento. Mais tarde, ele pediu desculpas. Apesar do pedido de desculpas, seu corpo ainda continha um pouco do choque. Nós processamos seus sentimentos de choque usando a Gestalt terapia e eu também lhe dei um remédio homeopático para choque. Uma semana depois, ela me informou que os espasmos haviam desaparecido.

Outro paciente meu, John, tinha dificuldade com ereções depois que sua namorada o trocou por outro homem. O estresse e a rejeição do rompimento afetaram suas ereções e suas glândulas suprarrenais, o que por sua vez prejudicaram seus níveis de testosterona e libido. Depois de passar meses trabalhando em sua autoestima e confiança, ele finalmente começou a ter ereções sustentáveis. Também restauramos suas glândulas suprarrenais usando certas ervas descritas em outros capítulos.

Muitas pessoas passam por problemas sexuais, que podem incluir secura vaginal, mau cheiro, falta de intimidade, dor durante o ato sexual, incapacidade de ter ou manter ereções, sentimentos de inadequação, abuso sexual, vergonha sexual ou problemas emocionais que inibam o prazer sexual completo. Muitas de nossas emoções prejudiciais ao sexo vêm de experiências anteriores, incluindo a maneira como fomos criados e, às vezes, devido ao estigma que algumas culturas impõem ao sexo. Alguns dos problemas físicos relacionados ao sexo vêm de um corpo não saudável, mas também podem resultar de experiências emocionais, como vimos com Elizabeth e os espasmos vaginais que ela estava tendo. Algumas pessoas também experimentam dificuldades sexuais devido a medicamentos que precisam usar.

Inflamação, estresse, dieta inadequada e níveis de açúcar não saudáveis podem esgotar as glândulas suprarrenais e criar desequilíbrios hormonais, incluindo a redução dos níveis de testosterona. O desequilíbrio dos hormônios reduzem a lubrificação vaginal, o prazer orgástico e a força erétil. Homens e mulheres têm mais libido quando seus níveis de testosterona são saudáveis.

Sua capacidade de experimentar prazer, incluindo satisfação sexual, depende de hormônios bons como serotonina, dopamina e GABA. Estresse, depressão, alguns medicamentos e inflamação (de uma dieta pobre, toxicidade ou um sistema digestivo fraco) diminuem sua capacidade de sentir prazer, portanto, seguir todos os conselhos sobre dieta e redução de estresse que eu ofereço neste livro irá melhorar seu bem-estar sexual.

Ter e manter ereções para os homens depende de um forte fluxo sanguíneo no pênis. Cigarro, inflamação e excesso de açúcar no sangue danificam e causam formação de placas nos vasos sanguíneos. Isso reduz o fluxo sanguíneo para os órgãos vitais do corpo, inclusive para o pênis. Portanto, se você deseja ter ereções melhores e mais duradouras, evite comer alimentos que causam inflamação, como discutido anteriormente, cure seu sistema digestivo e evite refeições frequentes com muitos carboidratos simples.

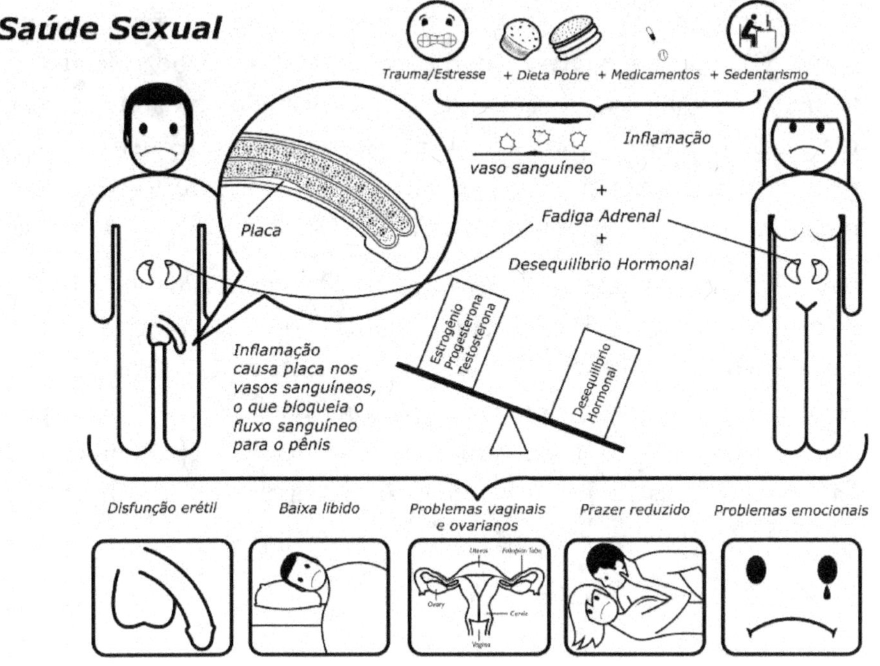

A saúde emocional pode ser vital para o sexo satisfatório. De um modo geral, homens e mulheres acham o sexo mais agradável quando estão relaxados. Estresse e emoções dolorosas bloqueiam as sensações e a capacidade de se entregar e se divertir. Muitos homens acham difícil ter uma ereção quando estão estressados, foram rejeitados por uma parceira ou estão sob pressão para ser um ótimo desempenho sexual. É altamente recomendável que você resolva seu estresse e problemas emocionais com um terapeuta e também use alguns dos exercícios que apresentei no capítulo *"Exercícios Mentais Para o Bem-Estar e a Cura do Passado"*.

Para encorajá-lo ainda mais, quero dizer que, depois de passar uma semana resolvendo nossas emoções em nossos retiros de Gestalt terapia, quando voltamos para casa, muitos de nós sentimos que estávamos tendo relações sexuais muito satisfatórias e nos sentimos mais abertos e sensuais para nossos parceiros. A sensualidade melhora quando curamos nosso estresse e emoções.

Sexo seguro pode realmente ser bom para sua saúde. A maioria dos homens afirma que seus níveis de estresse ficam reduzidos após o sexo, embora isso seja um pouco diferente para algumas mulheres. Orgasmos, em homens e mulheres, ajudam o corpo a liberar um hormônio conhecido como prolactina, que relaxa o corpo e melhora o sono. Sexo saudável pode te ajudar se você luta com insônia. Alguns estudos mostram que o sexo regular melhora sua imunidade. Ter relações sexuais frequentes também é uma forma de exercício e aumenta os níveis de testosterona, o que melhora sua confiança, humor e libido e pode até reduzir a depressão.

Um aviso, no entanto: de acordo com a Medicina Tradicional Chinesa, ejaculação frequente demais acima de uma certa idade diminui a vitalidade e pode causar problemas de saúde, como lombalgia, joelhos fracos e falta de memória. A literatura antiga da Medicina Tradicional Chinesa apresenta os seguintes limites aproximados para a ejaculação, dependendo da saúde da pessoa. Esses números referem-se principalmente aos homens, pois perdem parte de sua vitalidade toda vez que ejaculam.

- 20 anos: 1-2 vezes por dia
- 30 anos: dia sim, dia não
- 40 anos: uma vez a cada 3-4 dias
- 50 anos: uma vez a cada 8-10 dias
- 60 anos: uma vez a cada 15-20 dias

Existem muitas outras maneiras de melhorar sua vida sexual, mas esse não é o foco deste livro. O importante é entender que a saúde física e o bem-estar emocional estão ligados a uma vida sexual satisfatória. Quero te mostrar que, otimizando seu bem-estar e curando suas emoções, sua vida sexual pode e vai melhorar.

Meu livro sobre como melhorar a vitalidade sexual, hormônios e libido será lançado em breve. Inclui ervas e protocolos para melhorar a vitalidade sexual, a libido, o equilíbrio hormonal, reduzir os sintomas da TPM e outros problemas relacionados à saúde sexual. Por favor, visite health.drameet.com/books para adquirir o seu. Se ainda não foi lançado, deixe seu e-mail no site e avisarei quando for publicado!

Estilo de Vida Saudável

"A única maneira de conservar a saúde é comer o que não se quer, beber o que não se gosta e fazer aquilo que se preferiria não fazer."

~ Mark Twain

EU APRENDI QUE não importava quão bem eu me alimentasse e me cuidasse usando ervas e suplementos, eu ainda estava fazendo coisas na minha vida que estavam me causando danos. Realmente foi preciso coragem para mudar hábitos que só me davam conforto porque eram familiares, mas não necessariamente saudáveis para mim.

Todas as mudanças de que falo nesses capítulos realmente funcionam. Não cometa o mesmo erro que muitas pessoas cometem ao pensar que algumas dessas coisas não se aplicam a você ou que você não precisa fazer alterações se não quiser. A mudança é desconfortável para a maioria das pessoas, e você não é uma exceção. Só porque a mudança parece desconfortável, não significa que não é a coisa certa a fazer. Lembre-se de que os seres humanos se sentem confortáveis com ambientes e experiências familiares, mesmo que sejam prejudiciais à sua saúde. Portanto, dê um voto de fé e tente estes exercícios até ver os resultados por si mesmo.

Vamos começar com a rotina básica de comer, dormir, se exercitar e relaxar da maneira certa!

Comer os Alimentos Certos

Um dos passos mais importantes que dei na minha vida e que realmente foi benéfico para minhas emoções foi mudar minha dieta e me exercitar regularmente. Independentemente das outras terapias pelas quais passei, sem uma dieta saudável e limpa, eu não teria conseguido atingir o estado emocional em que estou agora. Os nutrientes fornecem componentes que ajudam todos os órgãos do seu corpo a funcionar de maneira ideal. Os nutrientes também ajudam a produzir neurotransmissores, hormônios, enzimas e todas as outras substâncias químicas que nutrem os órgãos. Sem nutrição adequada, seu corpo estará mais propenso ao estresse emocional e também terá mais dificuldade em se recuperar de problemas emocionais.

A maioria dos nutrientes que você precisa é encontrada naturalmente nos alimentos, mas devido à diminuição da qualidade do solo e às práticas agrícolas inadequadas, **muitos dos alimentos que você come não contêm nutrientes suficientes para ter valor terapêutico**. Além disso, a quantidade de estresse diário que enfrentamos agora requer muito mais apoio nutricional do que nossos alimentos podem proporcionar naturalmente. Portanto, é necessário utilizar suplementos nutricionais para compensar a falta de valor nutricional nos alimentos e as demandas excessivas da vida cotidiana.

Porém, antes de discutir suplementos nutricionais, vamos falar sobre como tirar o melhor proveito do seu alimento e comer da maneira mais saudável possível.

- Coma vegetais frescos das cores verde, vermelho, amarelo, laranja e roxo. Vegetais coloridos têm nutrientes diferentes, e todos ajudam seu corpo a se sentir melhor, e comer alimentos de cores diferentes todos os dias te dá a melhor variedade de nutrientes para o bem-estar mental.

- Coma vegetais folhosos e crocantes, porque eles fornecem fibras que se ligam às toxinas do intestino e as removem do corpo através das fezes.

- Evite alimentos refinados, processados ou embalados, tanto quanto possível, pois a maioria desses alimentos é rica em carboidratos e sais e possui o mínimo de nutrientes essenciais.

- Alimentos processados também contêm muitos aditivos e produtos químicos que seu corpo precisa processar. Esses aditivos são prejudiciais ao corpo e sobrecarregam o fígado, causando aumento da toxicidade. Seu corpo também precisa usar muitos nutrientes preciosos para processar aditivos, o que significa que os alimentos processados na verdade roubam seu corpo dos nutrientes que ele já possui.

- Evite comer muitos carboidratos e açúcares simples, que causam desequilíbrios de açúcar no sangue e esgotam as glândulas suprarrenais. Açúcares simples e carboidratos também causam rápido ganho de peso e têm o menor valor nutricional. Se você ficar satisfeito ingerindo carboidratos, isso significa que você comerá menos quantidade de alimentos nutritivos.

"Seja a tua comida o teu remédio e o teu remédio a tua comida."

—Hipócrates (460–377 A.C.)

Coma Mais Proteína que Carboidratos

O outro estabilizador de humor crucial que encontrei foi manter meus **níveis de açúcar no sangue estáveis** ao longo do dia, comendo mais proteínas e carboidratos complexos a cada refeição e como lanches. Proteínas (nozes, ovos, sementes, lentilhas, peixe, frango, soro de leite, carnes, tofu, iogurte e brotos) e carboidratos complexos (legumes, batatas, milho, legumes e grãos não refinados) levam mais tempo para serem digeridos do que os carboidratos simples. fornecendo uma liberação mais lenta e constante de nutrientes no sangue. A maioria das pessoas come carboidratos refinados/simples, como torradas, biscoitos ou doces com café no café da manhã ou nos lanches, o que causa um aumento acentuado do açúcar no sangue.

O rápido aumento do açúcar no sangue força a produção de grandes quantidades de insulina e hormônios suprarrenais, levando à fadiga adrenal, como vimos no capítulo *"As Suprarrenais e o Bem-Estar Emocional"*. Picos rápidos de insulina em seu corpo também forçam seus níveis de açúcar no sangue a caírem muito rapidamente e se tornarem desnecessariamente baixos, fazendo você se sentir cansado, com fome, ansioso ou irritado no meio do dia simplesmente devido à **hipoglicemia**. As baixas de açúcar no sangue também fazem com que você deseje lanches com mais frequência, fazendo com que você coma alimentos não saudáveis e prejudique sua saúde.

Idealmente, seu prato em qualquer refeição deve consistir em 50% de vegetais verdes ou mistos, 30% de proteína e 20% de carboidratos (arroz, macarrão, batata, fubá etc.). Você também deve lanchar proteínas, como nozes e sementes, durante o dia para manter o açúcar no sangue estável.

Folhas Verdes (50%)	Proteínas (30%)	Carboidratos (20%)
Couve, Brócolis, Ervilhas, Saladas, Beterraba, Pimentões, Couve-de-Bruxelas, Espinafre, Feijões	Peixe, Ovos, Frango, Lentilha, Tofu, Grão-de-Bico, Amêndoas, Nozes, Sementes, Quinoa	Arroz, Batata, Polenta, Mandioca

Cafeína e Bem-Estar

A cafeína estressa suas glândulas suprarrenais sem fornecer-lhes qualquer alimento. Como vimos no capítulo *"As Suprarrenais e o Bem-Estar Emocional"*, a **fadiga adrenal é uma das principais causas de ansiedade e depressão.** A cafeína também bloqueia a ação da adenosina, uma substância química do cérebro que age como um sedativo natural. Sem sono adequado, a ansiedade e a depressão pioram. A cafeína não é encontrada apenas no café, mas também no chá, certos refrigerantes, medicamentos e outros produtos. Chás e cafés descafeinados não são saudáveis para você porque são feitos usando processos químicos sintéticos. É melhor beber chás de ervas (consulte a seção *"Fitoterápicos"*) que você souber que são saudáveis para você.

Álcool e Bem-Estar

Pequenas quantidades de álcool são aceitáveis para algumas pessoas e podem até ser saudáveis em determinadas condições, como vinho tinto, que pode ser benéfico para doenças cardíacas. Em pessoas deprimidas ou ansiosas, no entanto, o álcool desestabiliza facilmente os níveis de cortisol e tem um impacto negativo, mesmo em pequenas quantidades. O álcool esgota vitaminas essenciais do corpo, especialmente vitaminas do complexo B, cruciais para o bem-estar emocional. O álcool também interfere nos processos hepáticos e nos níveis de açúcar no sangue, causando desequilíbrios químicos no sangue e no cérebro. O álcool em excesso interfere na sua capacidade de trabalhar e pode agravar o estresse financeiro, que é frequentemente uma das principais causas de ansiedade. O uso excessivo de álcool também pode destruir sua vida familiar e social, tornando o caminho da recuperação muito mais difícil, pois você pode perder o apoio das pessoas que realmente poderiam ajudá-lo.

Exercícios Regulares

"Se você não reservar tempo para a saúde hoje, precisará reservar tempo para a saúde mais tarde!"

~ Anônimo

O exercício é uma das coisas mais importantes que você pode fazer para se sentir melhor. De fato, sem exercício, as chances de recuperação de muitas pessoas são mínimas, mesmo que elas tomem todos os suplementos e ervas prescritos neste livro. O exercício regular libera o impacto cumulativo que o estresse tem em seu corpo. O exercício regular aumenta a quantidade de endorfinas no sangue. Endorfinas são substâncias químicas que fazem você se sentir bem. O exercício físico regular também restaura o equilíbrio das glândulas suprarrenais e dos níveis de cortisol. Quando ameaçado ou estressado, seu cérebro primordial precisa lutar ou fugir para liberar o estresse e sentir que ele superou a experiência ameaçadora. **O exercício dá ao seu cérebro a sensação satisfatória de estar lutando ou fugindo do estresse.** Sem exercício, seu cérebro sente que não respondeu de maneira eficaz o suficiente ao estresse e permanece inconscientemente preso em um estado estressado e ansioso. Confie em mim; você não quer desistir de uma das maneiras mais eficazes de se sentir melhor, por mais desconfortável que seja começar.

Eu achava extremamente difícil me motivar a me exercitar. Na verdade, eu nem tentava, inventando desculpas como "Vou me exercitar mais tarde, quando realmente tiver vontade", ou "Hoje não", ou "Primeiro vou terminar de escrever este livro e então eu vou começar a me exercitar". Esqueça! Quaisquer que sejam os sentimentos ou pensamentos que o impeçam de se exercitar, saiba que você merece se sentir melhor. Não deixe a procrastinação atrapalhar. Se você não tentar começar a se exercitar agora, sempre arrumará outro motivo para não fazer exercícios e, antes que você perceba, terão se passado três meses e você vai desejar ter começado três meses atrás. Observe a si mesmo e perceba como você pode ser convincente na hora de evitar o desconforto de mudar seus hábitos.

Se eu não tenho vontade de me exercitar ou se realmente não tenho tempo, então eu faço algo que pareça exercício na minha rotina diária. Por exemplo, faço agachamentos no caminho para o banho pela manhã ou faço um rápido conjunto de abdominais na cama quando acordo ou enquanto estou lendo um livro. Faço alongamentos, me movimento ou corro rapidamente no local sempre que estiver lavando roupa, lavando louça, pendurando minhas roupas no varal ou esperando minha comida cozinhar. Todas essas pequenas atividades melhorarão a circulação sanguínea, ajudarão você a se sentir melhor e reduzirão a resistência do seu corpo a iniciar exercícios regulares.

Os Benefícios do Relaxamento

Alguns de nós acham muito difícil tirar um tempo e relaxar porque nossa mente subconsciente acredita que precisa continuar fazendo o que está fazendo para se sentir segura e sobreviver. De fato, às vezes nossos cérebros estão tão confortáveis ao seguir nossas rotinas que, por incrível que pareça, parece estressante tentar e começar a relaxar. Sua mente pode pensar que você não tem tempo suficiente, ou que algo vai dar errado, ou que você não conseguirá alcançar tudo o que deseja na vida. Não faz sentido, se você olhar para o quadro geral da sua vida. O relaxamento deve fazer parte da sua vida. De fato, as pessoas que tiram um tempo para relaxar são realmente mais produtivas em longo prazo, porque têm mais energia e criam novas conexões cerebrais que lhes permitem ser mais criativas.

Eu nunca percebi o poder do relaxamento até me forçar a quebrar meus hábitos de um estilo de vida agitado e reservar um tempo apenas para me divertir. Se você está estressado ou sofreu um evento traumático no passado, reservar um tempo para relaxar regularmente ajuda o cérebro a superar sua crença inconsciente de que ainda está ameaçado. Sem relaxar, sua mente permanece em um estado de hiper vigilância e continua a produzir hormônios do estresse. Meditação, exercícios, tocar ou ouvir música, fazer atividades que você gosta, fazer caminhadas na natureza, fazer trabalhos corporais (massagem, Reiki, terapia de Bowen, shiatsu, acupuntura), pintar, brincar com seus animais de estimação e passar um tempo com boas companhias ajuda a impedir que seu cérebro crie conexões nervosas prejudiciais e estressantes. Assistir televisão, especialmente as notícias, **não relaxa** seu corpo e pode, na verdade, te cansar ainda mais por causa da atenção constante que você dá enquanto está sentado. Assistir à TV também impede que você se exercite ou se envolva em atividades saudáveis. Se você quiser assistir televisão, escolha comédias e programas inspiradores, porque o riso e a inspiração liberam endorfinas em seu corpo, o que reduz o estresse e cria benefícios emocionais em longo prazo.

Hábitos de Sono Saudáveis

Seu corpo está programado para descansar em um horário específico, e ultrapassar os limites, como ficar acordado até tarde da noite, por exemplo, força suas glândulas suprarrenais e outros órgãos para que funcionem além de sua capacidade normal. Evitar ficar noites sem dormir e manter horários regulares de sono fortalece suas glândulas suprarrenais e estabiliza suas emoções. O capítulo *"Insônia: Causas e Tratamentos"* entra em mais detalhes sobre padrões de sono saudáveis, mas, caso você tenha pulado esse capítulo por não ter problemas com insônia, vale a pena lembrar deste ponto chave: **Sono de qualidade depende do hormônio melatonina,** que é produzido em grandes quantidades durante o sono ininterrupto e na escuridão total, portanto, verifique se o seu quarto está completamente escuro à noite com o mínimo de distúrbios de ruído possível. Use cortinas grossas e remova as luzes noturnas ou os despertadores com displays eletrônicos. Remova também todos os telefones celulares e aparelhos eletrônicos do seu quarto, porque eles emitem frequências eletromagnéticas que impedem que seu cérebro caia em um sono profundo.

Os Benefícios de uma Rotina

Suas **glândulas suprarrenais** são estimuladas a produzir hormônios de acordo com diferentes atividades, incluindo comer, dormir, se exercitar e trabalhar. Geralmente, suas glândulas suprarrenais seguem o ritmo circadiano, produzindo cortisol em grandes quantidades às 8:00 e às 16:00, e reduzindo a produção no resto do tempo. É melhor manter atividades como fazer refeições, dormir e se exercitar em horários regulares do dia para respeitar o ciclo natural das glândulas suprarrenais. Rotinas irregulares esgotam suas glândulas suprarrenais, forçando-as a reajustar constantemente sua produção hormonal.

Ambientes Arrumados e Saudáveis

Você está dormindo em um quarto desorganizado ou sua casa está uma bagunça? Existem pôsteres ou quadros com imagens negativas, caóticas ou agressivas em suas paredes? Manter um ambiente positivo, limpo, organizado e curativo permite que a energia flua livremente pelo seu espaço e beneficie diretamente sua saúde. Algumas pessoas usam seu quarto como escritório. Confie em mim, isso, na verdade, aumenta os níveis de estresse, mesmo durante o sono, porque você nunca fica separado da energia do seu trabalho.

Leia livros sobre o **Feng Shui**, uma prática antiga que ensina como organizar objetos em casa para otimizar seu bem-estar. Coloque palavras positivas como *amor, paz, alegria, amizade, riqueza, harmonia e coragem*, citações inspiradoras e imagens curativas da natureza, cachoeiras, pôr do sol etc. nas paredes, armários ou geladeiras para lembrar seu cérebro de sentimentos de paz, calma, tranquilidade, prosperidade e natureza. Algo tão simples quanto se envolver com cenários de cura pode ajudar sua saúde emocional em longo prazo.

Tabagismo e Saúde Mental

Fumar interfere na respiração e reduz a quantidade de oxigênio que suas células recebem. O oxigênio é necessário para que suas células funcionem corretamente e para que seu corpo se sinta bem. O baixo oxigênio deixa suas células doentes e as mata com o tempo. Também o deixa mais cansado e aumenta o nível de toxinas em seu corpo. Todos esses fatores comprometem a saúde de seus órgãos e reduzem a energia que você precisa para se exercitar, diminuindo suas chances de se recuperar completamente.

Ioga

Eu amo ioga porque ela nos muda física e emocionalmente, oferecendo benefícios de saúde duradouros. O tipo de yoga que considero mais eficiente na cura da depressão é conhecido como **ioga Kundalini**, que incorpora cantos, posturas e técnicas de respiração especiais para superar doenças. Se você encontrar um professor de Kundalini em sua área, fique com ele ou ela; caso contrário, qualquer outro tipo de ioga será benéfica também. Descrevo abaixo uma postura de ioga usada para reduzir o estresse. É chamada de postura do leão, também conhecida como Simhasana. Comece com essa postura e procure aulas de ioga mais formais quando estiver pronto.

Simhasana

- Ajoelhe-se no chão com os dedos do pé apontados para trás e cruze o tornozelo direito sobre a parte de cima do tornozelo esquerdo. Sente-se sobre o calcanhar direito, de forma que a parte macia por trás da região pubiana repouse sobre o calcanhar.

- Coloque as mãos estendidas sobre os joelhos e estique os dedos o máximo possível.

- Abra sua boca cada vez mais, até que fique completamente aberta. Depois, estique a língua o máximo possível e continue tentando estendê-la ainda mais para alcançar o queixo.

- Então, abra bem os olhos e continue a abri-los ainda mais, mantendo os dedos esticados e a boca aberta. Quando seus olhos estiverem abertos o máximo que puder, olhe para a ponta do nariz.

- Inspire profundamente pelo nariz e expire pela boca, mantendo-os abertos e esticados, dizendo "aaaa" ou fazendo rugidos ao expirar, deixando o ar passar por trás da garganta. Continue respirando dessa maneira enquanto mantém a postura por pelo menos cinco minutos. Lembre-se de relaxar os ombros e a testa enquanto respira. Pare se sentir tonturas.

- Saia dessa postura relaxando os olhos e as mãos e retornando a língua à boca. Centralize-se respirando calmamente. Pratique essa postura duas vezes por dia, ainda mais se quiser, especialmente depois do trabalho para aliviar o estresse.

Respiração das Narinas Alternadas

Eu recomendo a respiração alternada para quase todos os pacientes com quem trabalho. A respiração das narinas alternadas, também conhecida como *anulom vilom pranayama*, reduz o estresse, limpa a mente e revitaliza o sistema nervoso. É promovida em todo o mundo como sendo eficaz para depressão, ansiedade, insônia, pressão alta, asma, alergias e outras doenças. Milhares de pessoas em todo o mundo agora usam essa técnica de respiração diariamente.

Técnica Anulom Vilom

- Antes de iniciar este exercício, certifique-se de estar sentado confortavelmente, em uma posição com as pernas cruzadas conhecida como posição de lótus no yoga, ou confortavelmente em uma posição normal.

- Usando o polegar direito, feche a narina direita e comece a inspirar apenas pela narina esquerda. Ao mesmo tempo, descanse o indicador e o dedo médio no centro da testa, onde está o terceiro olho.

- No final da inspiração, remova o polegar da narina direita, permitindo que ela se abra e feche a narina esquerda com o anel e o dedo mindinho enquanto expira, mantendo o indicador e o dedo médio repousados na testa.

- Expire total e calmamente pela narina direita com a narina esquerda fechada.

- Em seguida, ainda mantendo a narina esquerda fechada, inspire completa e calmamente pela narina direita.

- Ao final da inspiração, troque os dedos novamente, desta vez fechando a narina direita com o polegar e soltando o anelar e o dedo mínimo da narina esquerda.

- Expire total e calmamente pela narina esquerda com a narina direita fechada.

- Continue alternando as narinas dessa maneira e respirando por cerca de cinco minutos. Se você começar a sentir tonturas, pare imediatamente, mas continue sua próxima sessão no final do dia.

Você pode fazer a *Anulom Vilom* até duas ou três vezes ao dia, de preferência antes do pôr do sol.

- A sequência da respiração pode parecer confusa no início. Apenas lembre-se destas palavras ao respirar: *Inspira, Troca, Expira... Inspira, Troca, Expira... Inspira, Troca, Expira...* Isso significa que você só troca os dedos depois de inspirar, e depois expira depois de trocar os dedos.

Posicionamento de Mãos para Acalmar Ansiedade

Se você está preso em um aeroporto ou em uma situação difícil e está ansioso ou tendo um ataque de pânico, uma maneira rápida de encontrar alívio é colocar uma mão no abdômen abaixo do umbigo e a outra mão sobre o plexo solar. Concentre sua mente nas duas mãos enquanto respira calmamente. O principal é focar onde estão suas mãos. Sua respiração ficará relaxada e a gravidade de sua ansiedade diminuirá.

Se você está gostando dos meus livros, por favor, ajude meus projetos comunitários no Quênia deixando uma revisão na página da Amazon. Obrigado!

PARTE III
Homeopatia, Acupuntura, Aconselhamento, Medicina Energética, Ervas e Nutrição

"As forças naturais dentro de nós são as verdadeiras curas para as enfermidades."

~ Hipócrates

ENERGIA CRIA MATÉRIA, como foi explicado pela física quântica. Isso também é verdade para o seu corpo. Seu corpo físico é criado por vibrações de energia que criam matéria. Seu corpo físico também é afetado pelas emoções porque as emoções emitem frequências energéticas, de caráter positivo ou negativo. **Emoções positivas incentivam processos saudáveis** em seu corpo, como aumento da imunidade, melhor humor, menos dor e uma visão mais positiva da vida. Quando você é afetado negativamente por um evento ou carrega emoções negativas, **essas emoções negativas estressam todo o seu corpo,** incluindo órgãos como as glândulas suprarrenais, pâncreas, fígado, sistema digestivo e glândula tireoide, que influenciam seu bem-estar emocional em longo prazo.

Antes de falarmos sobre medicamentos e aconselhamento energéticos, é importante que entendamos como suas emoções existem enquanto frequências e vibrações energéticas dentro e ao redor do corpo. Ao redor do seu corpo, você tem um campo energético ou vibracional chamado aura. Suas emoções existem como entidades vibracionais dentro desta aura, bem como dentro de suas células. Essas vibrações são o que você sente de alguém quando está com raiva, triste ou com alguma outra emoção. Auras são fenômenos bem aceitos que os cientistas medem usando fotografia Kirlian e outros dispositivos avançados. Algumas pessoas realmente veem e sentem auras com os olhos e outros sentidos. A Dra. Barbara Brennan, física da NASA, começou a usar seu conhecimento em física quântica para trabalhar com cura energética e escreveu um dos meus livros favoritos, *Mãos de Luz*, que descreve excepcionalmente bem a conexão entre energia, matéria, auras, emoções e doenças.

Quando emoções ou experiências negativas existem por um longo tempo sem serem resolvidas, elas continuam a ter uma influência negativa em seu corpo. Conversamos muito sobre os efeitos desses padrões de apego emocional (EHPs) nas glândulas suprarrenais no capítulo *"Os Efeitos das Experiências Emocionais"*.

Emoções não resolvidas causam outros sintomas além da depressão e da ansiedade, incluindo:

- úlceras em pessoas estressadas,

- enxaquecas em pessoas que sofreram trauma ou abuso sexual,

- síndrome do intestino irritável e desarranjos intestinais em pessoas com ansiedade,

- cistos ovarianos e miomas em algumas mulheres,

- sintomas diferentes em indivíduos diferentes, dependendo de sua experiência traumática e de sua individualidade.

Depois de resolver experiências emocionais e padrões de pensamentos negativos, sua aura vibra de uma maneira muito mais saudável. **À medida que as emoções se tornam mais e mais resolvidas, fica mais fácil você se recuperar da ansiedade e da depressão**, porque o impacto estressante das emoções negativas em seu corpo será bastante reduzido e as emoções positivas começarão a ter uma influência maior em seu corpo. As emoções também afetam sua consciência e a maneira como você percebe o mundo. Ao resolver emoções de formas mais saudáveis, você começa a desenvolver uma visão positiva da vida, a se desapegar de hábitos prejudiciais, a desenvolver escolhas de estilo de vida mais saudáveis e a tornar-se mais capaz de criar outras mudanças positivas para si mesmo. Com o tempo, você desenvolve uma "espiral ascendente" de saúde física e emocional.

Há muitos remédios que ajudam a resolver experiências emocionais traumáticas e alterar os padrões de apego emocional em sua aura e células em direção a formas vibracionais mais saudáveis que tenham um efeito mais positivo em sua mente e corpo. Isso inclui aconselhamento, psicoterapia, experiências positivas, meditação, perdão e atitudes positivas. Medicamentos energéticos, como remédios homeopáticos e florais Bach, também podem ser úteis.

Os medicamentos convencionais são úteis no controle dos sintomas de ansiedade e depressão e podem ser necessários em tempos de crise. No entanto, o que eles fazem é simplesmente **controlar** a resposta química do seu corpo a emoções difíceis, sem **resolver** as emoções em si. Eles não curam permanentemente experiências emocionais que existem como entidades vibracionais em sua aura e células, e elas continuam a ter um impacto estressante em seu corpo. É essencial, portanto, usar aconselhamento e terapias energéticas, mesmo se você estiver usando medicação convencional, para poder limpar essas emoções do seu campo energético e se recuperar permanentemente. Os medicamentos convencionais podem ser como o gesso que é colocado no osso quebrado enquanto o próprio osso cicatriza. Não é necessário manter o gesso depois que o processo de cicatrização estiver concluído.

A Aura, Medicina Energética e o Seu Corpo

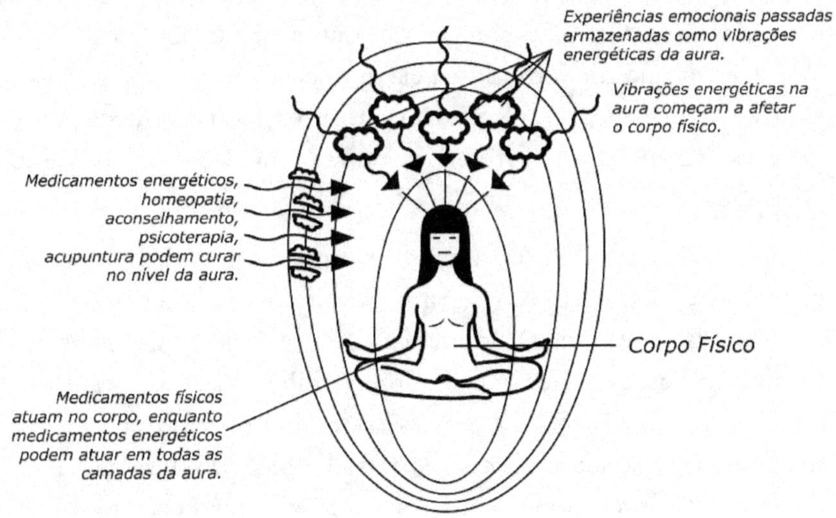

Aconselhamento e Psicoterapia

Psicoterapia e aconselhamento envolvem conversar com um terapeuta para resolver emoções difíceis. Eles ajudam você a identificar, processar e se libertar de eventos em sua vida que estão contribuindo para o seu estado emocional e comportamento atuais. Os terapeutas também podem dar dicas e exercícios para ajudá-lo a desenvolver emoções mais positivas e respostas comportamentais adequadas em situações difíceis.

Programação Neurolinguística (PNL), Gestalt terapia, técnicas de libertação emocional (EFTs), dessensibilização e reprocessamento por meio dos movimentos oculares (EMDR) e treinamento quântico são algumas das terapias que eu gosto. Eles ajudam a transformar e liberar padrões de apego emocional e libertar sua mente, dando às glândulas suprarrenais e ao corpo inteiro um descanso do estresse crônico ao qual têm sido submetidos. Essas terapias também ajudam você a se tornar mais autêntico, permitem que você tome atitudes com coragem a partir da sua verdade e ajudam a fazer mudanças mais positivas em sua vida.

"Shelley" era uma paciente minha que foi abusada sexualmente quando adolescente. Ela ficou extremamente confusa com a situação e tentou contar ao pai; no entanto, ele estava emocionalmente indisponível. Por não ter a quem recorrer, Shelley viveu com sua confusão e culpa por muitos anos. Ela não confiava nas pessoas e sempre interagia com as pessoas de maneira superficial, escondendo sua vergonha e confusão. Isso afetou a autoestima e as interações sociais de Shelley. Foi só quando ela veio me ver que foi permitido a ela que sentisse sua confusão na frente de alguém (o terapeuta) e **criamos um espaço seguro** para que ela processasse sua culpa, e todas as outras emoções confusas que surgem com abuso sexual.

Depois de fazer aconselhamento comigo por várias semanas, Shelley começou a confiar em seu julgamento interno e começou a interagir com as pessoas com mais confiança. Ela achou mais fácil abandonar relacionamentos prejudiciais porque tinha mais autoestima. Com o retorno da autoestima, toda a visão de Shelley sobre a vida começou a mudar e ela se sentiu mais aceita pelas pessoas. Sem terapia, Shelley ficaria presa em padrões prejudiciais sem sequer reconhecer por que ela não podia controlá-los.

Todos temos a capacidade de mudar nossas emoções, independentemente das experiências pelas quais passamos. A terapia ajuda a desenvolver clareza emocional e resiliência, para que possamos cuidar melhor de nós mesmos e construir uma vida melhor. Se você quiser sessões de aconselhamento, ficarei feliz em atendê-lo pessoalmente ou pelo Skype; você pode agendar através do meu site www.drameet.com.

HOMEOPATIA

"O mais alto ideal de cura é a restauração rápida, gentil e duradoura da saúde da maneira mais confiável e menos prejudicial."

~ Samuel Hahnemann (1755–1844), Fundador da Homeopatia

A CIÊNCIA E A SABEDORIA antiga criaram medicamentos que interagem com nossas frequências energéticas para transformá-las em frequências mais saudáveis ou positivas. Essas formas de medicina são conhecidas como medicina vibracional, e os tipos mais comuns são os medicamentos homeopáticos e os florais de Bach. A homeopatia, reconhecida pela Organização Mundial da Saúde, é um sistema de medicina desenvolvido na Alemanha e usa substâncias altamente diluídas, dadas em doses muito pequenas, para estimular a capacidade do próprio corpo de se curar.

A homeopatia é baseada nos princípios do "semelhante cura semelhante" ou **"Lei dos Semelhantes"**, que afirma que uma doença ou condição mental de uma pessoa pode ser curada por uma substância que produz sintomas semelhantes em pessoas saudáveis quando a substância é administrada em quantidades grandes ou tóxicas. A beleza da homeopatia é que ela cura permanentemente os padrões de apego emocional e também é usada para tratar traumas emocionais que ocorreram no seu passado. A homeopatia fornece uma cura prolongada, em vez de simplesmente suprimir os sintomas da doença.

"É mais importante saber que tipo de pessoa tem uma doença do que saber que tipo de doença uma pessoa tem."

~ Hipócrates (460–377 a.c.)

Pessoas diferentes reagem de maneira diferente a eventos da vida e, portanto, desenvolvem **sintomas emocionais diferentes e únicos**. A homeopatia usa esses sintomas únicos e individuais para determinar qual remédio funcionará melhor para o seu estado emocional individual. A beleza dessa abordagem individualizada é que remédios muito precisos são fornecidos e, portanto, são mais eficazes para curá-lo. Descrevo abaixo alguns remédios e seus sintomas emocionais únicos. Muitos desses remédios também podem ser usados para resolver qualquer estresse ou experiência traumática que tenha acontecido no passado.

Mary cresceu em um lar desfeito, com a mãe e seu novo namorado. Sua mãe estava tão preocupada tentando agradar o novo namorado que negligenciava as necessidades emocionais de Mary com bastante frequência. Mary sentiu-se isolada de sua mãe, e o namorado não a tratava muito bem. A negligência foi muito dolorosa para Mary suportar, então ela ficou cada dia mais triste e introvertida. Como ela não podia confiar em ninguém para cuidar dela emocionalmente, ela até se afastou de outras crianças na escola. Com o tempo, como adulta, ela nunca conseguia socializar livremente com outras pessoas e se via chorando facilmente sempre que estava sozinha. Esses sintomas de isolamento social, choro com facilidade quando você está sozinho e sentimento de negligência por um dos pais ou ente querido estão geralmente associados ao remédio homeopático *Nat-mur*. *Nat-mur* também é excelente para curar experiências traumáticas decorrentes da separação de entes queridos, incluindo rompimentos de relacionamentos. Depois de várias semanas usando *Nat-mur* 200c, Mary começou a chorar menos e a se sentir menos isolada. Sua confiança aumentou e ela começou a se abrir mais para as pessoas, e acabou encontrando um relacionamento estável, em que estava feliz. O remédio homeopático correto tem o poder de trazer à tona a forma mais saudável de sua personalidade e também afasta os efeitos negativos de traumas emocionais.

O *Arsenicum Album (Ars)* é para pessoas que se sentem inseguras e ansiosas e geralmente estão preocupadas com seus familiares e segurança financeira. Muitas vezes, sentem-se piores quando estão sozinhos, principalmente à noite, e se sentem melhor quando têm companhia. Sinais típicos de pessoas que precisam do *Arsenicum album* são aqueles que têm medo da morte, de serem roubados, de adoecer, de algo ruim acontecendo com seus entes queridos ou de da pobreza. Eles podem ser perfeccionistas, sempre arrumando e limpando os ambientes, o que lhes dá uma falsa sensação de controle. Tratei uma paciente com transtorno obsessivo-compulsivo que sempre limpava a casa e tinha um tremendo medo de germes e de sua família estar contaminada por sujeira (medo de algo acontecer com seus entes queridos). Em um tratamento, ela literalmente transformou sua vida e tornou-se uma pessoa muito mais calma, com quem seu marido poderia conviver com muito mais facilidade.

Natrum Muriaticum (Nat-mur) é um dos remédios mais úteis para a depressão após uma perda, traição ou separação de um relacionamento. As pessoas que precisam de *Nat-mur* sofrem por um longo tempo e internalizam sua dor. Eles são sensíveis, não gostam de discutir suas emoções, não choram abertamente, preferem ficar sozinhos e não gostam de ser consolados. Por internalizarem sua dor, ressentem-se das pessoas que as magoaram e, com frequência, sentem desconfiança. Em particular, eles choram muito e frequentemente choram ao ouvir música. Pessoas que precisam de Nat-mur também são frequentemente pessoas que parecem exageradamente responsáveis.

Aurum Metallicum (Aur) é um remédio homeopático feito de ouro. As pessoas que precisam de aurum se sentem deprimidas, solitárias, sem valor ou vazias, geralmente após uma grande perda ou pesar. Devido a esse sentimento de inutilidade e solidão, eles são muito sensíveis às críticas e temem ser inúteis. Eles geralmente têm pensamentos suicidas ou até mesmo já tentaram cometer suicídio. Eles também tendem a sofrer muita culpa, vergonha ou arrependimento, e tendem a se culpar. Essas pessoas podem ter estabelecido grandes expectativas em relação a si mesmas e fracassaram ou cometeram um erro na vida, levando-as à culpa, ao sentimento de inutilidade e à depressão. As pessoas que precisam de *Aurum* também rezam muito, às vezes obsessivamente.

Calcarea Carbonica (Calc) é útil para pessoas que estão sobrecarregadas com trabalho ou preocupação e estresse, o que as leva à exaustão, depressão, confusão e esgotamento. Essas pessoas são geralmente responsáveis, trabalhadoras esforçadas que se dedicam demais ao trabalho e ficam exaustas. Em seu estado de esgotamento ou estresse, geralmente sentem confusão, desânimo, ansiedade, autopiedade, depressão, melancolia, lágrimas, pensamentos lentos e ansiedade sobre o futuro, especialmente sobre sua saúde ou segurança no trabalho. Elas têm dificuldade em ouvir sobre coisas ruins acontecendo com outras pessoas e são fortemente afetadas quando ouvem más notícias. Eles costumam sentir frio facilmente.

Ignatia é um ótimo remédio para usar depois de passar por choque, decepção, rejeição, desgosto ou humilhação. Eles sofrem de ansiedade misturada com depressão e medo, muitas vezes evitam chorar, evitam demonstrar seus sentimentos quando estão perto de pessoas e choram muito quando estão sozinhos. Eles podem suspirar muito, bocejar ou sentir um nó na garganta. Muitos também ficam excessivamente sensíveis e zangados se se sentem contrariados por alguém, principalmente porque têm muitos sentimentos de vulnerabilidade guardados dentro de si.

Kali phosphoricum (Kali-Phos) é um dos melhores remédios para a exaustão nervosa. É para pessoas que se sobrecarregaram ou sofreram estresse emocional longo e contínuo. Eles estão tão esgotados que não conseguem mais se concentrar, o que os faz perder a confiança em si mesmos e se sentirem ainda mais sobrecarregados, nervosos e deprimidos. Seus nervos estão tão à flor da pele que podem tornar-se sensíveis ao ruído e à luz, e sofrer insônia. As pessoas nesse estado também precisam de tratamento para as suprarrenais, como vitaminas do complexo B e ervas que nutrem as glândulas suprarrenais.

Nux Vomica (Nux-v) é especialmente para pessoas irritadas. Elas ficam chateadas ou irritadas com facilidade, especialmente com assuntos de negócios ou se as coisas não estiverem no lugar correto. O *Nux-v* também é um excelente remédio para desintoxicar o fígado e aliviar a constipação crônica, que também afeta a saúde emocional.

O *Ácido Fosfórico* é um ótimo remédio para o esgotamento adrenal e a depressão devido ao estresse emocional, rompimentos nos relacionamentos ou excesso de trabalho. As pessoas que precisam de ácido fosfórico são indiferentes, especialmente às atividades que normalmente desfrutariam, e em relação aos membros da família. Eles também acham difícil se comunicar com clareza e sofrem de falta de memória, fadiga e pouca concentração. O ácido fosfórico também ajuda pessoas que estão tendo queda de cabelo ou cujos cabelos ficaram grisalhos/brancos após um período de luto, medo e estresse.

Pulsatilla ajuda as pessoas que estão deprimidas, chorosas, carentes e precisam de consolo. Elas têm pena de si mesmos ou se sentem melhor quando as pessoas têm pena delas e às vezes podem se sentir pegajosas ou reclamonas. Eles geralmente se sentem melhor ao ar livre, depois de chorar ou depois de serem consoladas.

Sepia é um ótimo remédio para mulheres que sofrem de problemas emocionais devido a desequilíbrios hormonais. *Sepia* também é para pessoas deprimidas e desgastadas, geralmente por excesso de trabalho. Eles se tornam apáticos em relação aos membros da família e às atividades que costumavam gostar. Eles preferem ficar sozinhos e podem ficar com raiva se alguém tentar consolá-los. Eles costumam se irritar com pessoas próximas, principalmente com seus parceiros.

Staphysagria é ótimo para alguém que se sente desconectado ou fica deprimido depois de suprimir sua raiva e emoções após uma situação de humilhação, critica ou decepção. Estas pessoas sofrem muita vergonha e falta de confiança e são muito sensíveis às críticas. Eles costumam parecer muito agradáveis; no entanto, eles são propensos a crises de irritabilidade devido à raiva reprimida.

Há muitos outros remédios homeopáticos que são úteis para dores emocionais. É vital olhar para os sintomas individuais e entender a pessoa em seu todo, a fim de selecionar o remédio apropriado. Você pode aprender sobre remédios homeopáticos mais específicos para choque, trauma, abuso, perda financeira, sofrimento e estresse fazendo meu curso on-line ou lendo meus outros livros em <u>health.drameet.com/books</u>.

FLORAIS DE BACH

DESENVOLVIDOS PELO DR. Edward Bach, florais de Bach são medicamentos homeopáticos feitos de essências florais especiais. Os florais de Bach curam problemas emocionais **sem suprimir** suas emoções, porque eles resolvem padrões de apego emocional e transformam frequências de energia em sua aura e em seu corpo em vibrações mais saudáveis. Existem mais de trinta florais de Bach diferentes para diferentes estados emocionais, como culpa, ansiedade, medo, ciúmes, raiva, irritabilidade, depressão, saudade do passado, exaustão, choque e muitas outras emoções. Esses remédios podem ajudá-lo a se recuperar emocionalmente muito mais rápido, gerenciar melhor as situações emocionais e ter uma melhor concepção da vida.

Eu sempre uso florais de Bach com pacientes que apresentam problemas emocionais porque eles aliviam significativamente as emoções difíceis enquanto a pessoa está trabalhando para corrigir sua dieta e fazer mudanças no estilo de vida. Também uso florais de Bach mesmo que alguém esteja tomando um remédio homeopático específico, porque eles cobrem uma ampla gama de emoções e ajudam a pessoa a se curar muito mais rapidamente. Listei alguns florais de Bach que você pode usar em combinação (no máximo cinco remédios por vez) entre si ou separadamente para quaisquer emoções difíceis que você possa estar enfrentando. Você também pode preencher o formulário de florais de Bach no meu site para encontrar a melhor **combinação de florais para você.**

Florais de Bach para Ansiedade

Agrimony é bom para você se você tiver o costume de fingir que está tudo bem, assumindo uma postura corajosa ou alegre apesar das dificuldades emocionais. Sob o rosto corajoso, você provavelmente está angustiado e ansioso e pode ficar acordado à noite com pensamentos estressantes.

Aspen é para pessoas que estão nervosas ou ansiosas, sentem pavor, apreensão ou antecipação mesmo quando não há nenhum problema em particular que possa causar medo. É útil se você tiver medos e preocupações inexplicáveis por razões desconhecidas.

Cerato é para pessoas que duvidam de seu próprio julgamento e capacidade de tomar decisões. Eles pedem a outras pessoas suas opiniões ou orientações antes de tomar uma decisão. Cerato é ótimo se você questiona muito suas próprias decisões, perdeu a confiança em suas próprias escolhas e precisa que outros confirmem suas escolhas.

Cherry Plum é para pessoas que temem perder o controle de sua mente e corpo. Eles têm comportamentos compulsivos ou impulsivos que sabem estar errados, mas têm dificuldade em controlar suas ações. Às vezes, eles temem machucar a si mesmos ou aos outros e sentem que precisam fazer muito esforço para controlar seus pensamentos, emoções e ações.

Crab Apple é para pessoas que sentem vergonha de algo que fizeram ou de algo sobre seu corpo. É usado se alguém se sente impuro ou contaminado por algo, geralmente depois de ter feito algo errado ou depois de ter sido abusado. Crab Apple também ajuda se você sofre de auto abuso, anorexia, automutilação ou se você se preocupa com pequenos problemas físicos, como espinhas ou manchas.

Elm é excelente para você se você se sentir sobrecarregado, desgastado ou em pânico com suas responsabilidades porque assumiu muitos compromissos ou há muitas coisas com as quais lidar, e sente que pode não ser mais capaz de lidar com elas.

Larch é um ótimo floral para melhorar sua confiança. O Larch é bom se você não tiver confiança em suas próprias habilidades, mesmo que seja capaz de fazer algo, ou se você nem mesmo tenta pois tem medo de falhar. Também é um bom remédio se você frequentemente se sente inferior a outras pessoas e acredita que elas são mais capazes que você.

Mimulus é ótimo para pessoas tímidas e com medo de problemas específicos, como o escuro, aranhas, medo de palco, encontros sociais, animais, voo, confronto, pessoas, pobreza etc., em oposição a *Aspen*, que é para pessoas que sofrem de medos desconhecidos.

Olive é ótimo para se recuperar da exaustão, ou se você não tem mais vitalidade porque passou por muitas doenças crônicas, excesso de trabalho, divórcio, estresse financeiro ou outras formas de estresse crônico. *Olive* é ótimo tanto para ansiedade quanto para depressão, pois ajuda as glândulas suprarrenais a se recuperarem mais rapidamente.

Pine é usado para pessoas que se sentem culpadas e se culpam muito. Ajuda a quebrar o ciclo de culpa e ajuda a superar comportamentos limitados resultantes de culpa e da autorrecriminação. A culpa inibe a recuperação da depressão, porque a própria culpa é uma emoção estressante que perpetua a exaustão adrenal.

Red Chestnut é para pessoas ansiosas e preocupadas com os outros, especialmente com a família. Eles temem que algo ruim aconteça com um membro da família. Red chestnut é boa para os pais que sofrem de ansiedade porque se preocupam muito com os filhos.

Rock Rose é usado por pessoas que experimentaram algo aterrorizante em sua vida, como um acidente, trauma ou abuso, que as deixou propensas à ansiedade. É um bom remédio a usar se você sofre ou já sofreu de terror extremo, pesadelos, pânico ou histeria.

Scleranthus é um ótimo remédio para indecisão, incerteza e hesitação. É para pessoas que não conseguem se decidir e podem sofrer angústia quando forçadas a tomar uma decisão. Essas pessoas geralmente sofrem de mudanças extremas de humor e nem sabem ao certo como se sentem sobre as situações da vida.

Star of Bethlehem é um remédio para o choque e é usada para emoções que resultam de um evento traumático ou tristeza significativa que deixou a pessoa em estado de choque. Embora o trauma possa ter ocorrido há muito tempo, muitas vezes uso a *Star of Bethlehem* na maioria das pessoas, porque muitas pessoas sofreram algum tipo de choque em suas vidas. As pessoas que experimentam trauma geralmente compensam seu comportamento porque a mente não consegue lidar totalmente com o evento traumático. Essa compensação muitas vezes leva à ansiedade e à depressão.

Sweet Chestnut é um ótimo floral para usar quando você sentir um profundo desespero e atingir seus limites diante de alguma situação. Você pode ter muita angústia, medo e se sentir no fundo do poço. Sweet Chestnut acalma a angústia mental e ajuda você a se sentir esperançoso. A Sweet Chestnut também é excelente para a depressão, e mais sobre isso é descrito abaixo na seção *"Florais de Bach para Depressão"*.

Walnut ajuda as pessoas a romper com relacionamentos prejudiciais e apego ao passado, a passar por mudanças e a iniciar novas fases de sua vida de maneira saudável. Mudança, aqui, pode significar casamento, divórcio, encontrar um novo emprego, mudar de escola ou alguma outra mudança na vida. Walnut facilita sua transição na vida e ajuda você a sentir menos estresse e ansiedade.

White chestnut reduz a angústia mental resultante de pensamentos indesejados, intrusivos ou repetitivos e também pode ser útil na paranoia e na esquizofrenia. A White Chestnut alivia discussões mentais ou preocupações consistentes que circulam sua mente. Também é um bom remédio se você tiver problemas para dormir por se preocupar demais.

Florais de Bach para Depressão

A *genciana* ajuda as pessoas a se recuperarem de decepções e fracassos na vida. Ajuda as pessoas que se sentem desencorajadas e duvidam de sua capacidade de obter sucesso após terem tido um revés na vida. A depressão pode vir da decepção, e as pessoas deprimidas têm menos probabilidade de tentar obter sucesso novamente, tornando-as ainda mais deprimidas porque ficam desapontadas com sua incapacidade de tentar novamente.

Gorse é um ótimo remédio para a depressão, especialmente quando alguém sente vontade de desistir e sente uma sensação de desespero. Gorse é para pessoas que perderam a esperança e não veem mais sentido em tentar. Ele encoraja as pessoas a ter esperanças novamente, o que geralmente é o primeiro passo necessário para que saiam da depressão.

Honey Suckle é para pessoas que residem no passado, em vez de se concentrarem no presente. Este é um remédio para as pessoas que se arrependem do passado, pensam em perdas antigas ou perderam alguém que amam muito. Ajuda as pessoas a se afastarem das perdas e reminiscências e ajuda-as a se envolverem mais na vida atual.

Hornbeam é para pessoas que sentem fadiga e lassidão e adiam as coisas porque o pensamento de iniciar qualquer tarefa é muito pesado para elas. Esse é geralmente o caso da fadiga adrenal, em que seu corpo não consegue reunir a vontade de avançar, e procrastinação e apatia são suas tendências comuns.

Mustard é o floral definitivo para a depressão típica que as pessoas costumam descrever como uma nuvem negra sobre a cabeça. As pessoas que precisam de Mustard geralmente experimentam melancolia, falta de alegria e tristeza crônica, geralmente por razões desconhecidas — não sabem dizer por que se sentem deprimidas e a depressão aumenta repentinamente e retorna sem motivo aparente.

Sweet Chestnut é útil se você sentir uma profunda sensação de desespero e angústia mental, pensando que não há saída para a sua depressão. Esse estado pode ser muito atormentador e você pode sentir que sua alma está sofrendo profundamente. Sweet Chestnut alivia a angústia mental e te dá forças para esperar por mudanças positivas e ver a esperança mesmo através do desespero.

Willow é para pessoas que sentem pena de si mesmas e vivem com sentimentos de ressentimento. Elas sentem que a vida foi injusta com elas e que outros foram beneficiados sem merecer. Elas se ressentem dos sucessos alheios porque sentem que são elas que deveriam ter tido sucesso. Willow ajuda as pessoas a se afastarem do ressentimento e da autopiedade para aceitar que outros também podem ter sucesso.

Meu curso online disponível em health.drameet.com/freegift possui uma ferramenta de autoavaliação, onde você pode descobrir os melhores florais de Bach que ajudarão você. Eu costumo combinar 4-5 remédios diferentes ao mesmo tempo.

Acupuntura e Medicina Chinesa

DE ACORDO COM a Medicina Tradicional Chinesa (MTC), o corpo possui meridianos que permitem que a energia vital (Qi) circule por todo o corpo. A Qi conecta todos os órgãos para que a saúde de um órgão afete todos os outros órgãos. Se um órgão não é saudável, todos os outros órgãos são afetados e suas emoções também.

Ao combinar seus sinais físicos com seus sintomas emocionais e histórico emocional, um médico da MTC identifica o órgão que está mais desequilibrado e usa tratamentos como acupuntura e fitoterapia para ajudá-lo a sarar tanto no nível físico quanto no mental. Já abordei alguns quadros TCM de ansiedade e depressão e listei diferentes pontos de acupuntura usados para tratar esses quadros únicos. Os pontos de acupuntura são pontos específicos do corpo que um acupunturista agulha para afetar o fluxo de energia em seu corpo. Cada ponto tem um nome único, mas para o mundo ocidental, os nomes foram substituídos pelo nome de órgão seguido de um número.

Estagnação da Qi do Fígado

A pessoa está deprimida, suspira muito, fica com raiva facilmente, pode ter dores de cabeça e também pode ter problemas digestivos, como gases, inchaço ou constipação. As mulheres com essa condição provavelmente terão menstruações dolorosas, coagulação menstrual e sensibilidade mamária ao redor da menstruação. Os pontos de acupuntura geralmente agulhados são Fígado 3, Fígado 14, Bexiga Urinária 18 e Estômago 36.

Fleuma e Estagnação da Qi

A pessoa geralmente está deprimida, triste, chora, suspira, se preocupa muito e tem pouco apetite. Os pontos de acupuntura comumente usados são Fígado 3, Intestino Grosso 4, Bexiga Urinária 15, Bexiga Urinária 18,

Bexiga Urinária 20, Baço 6, Baço 9, Estômago 36, Estômago 40 e Coração 7.

Deficiência de Qi do Baço com Fleuma/Umidade

A pessoa se sente deprimida, fala muito pouco, se preocupa excessivamente, tem uma sensação presa ou "nó na garganta" e tem desarranjos intestinais. Os pontos de acupuntura comumente usados são o Baço 9, a Bexiga Urinária 20, o Estômago 36, o Estômago 40 e o Coração 7.

Deficiência de Yin do Coração com Baço Deficiente

A pessoa está deprimida de forma semelhante a uma pessoa com deficiência de Qi do Baço, mas também tem insônia e possivelmente palpitações. Os pontos de acupuntura comumente usados são Coração 7, Bexiga Urinária 15, Bexiga Urinária 20, Baço 6, Baço 9 e Estômago 36.

Deficiência de Yin com Calor Vazio

Geralmente se manifesta quando alguém trabalha demais por muito tempo ou tem problemas emocionais por anos a fio. A pessoa se assusta facilmente, fala muito, se aborrece com facilidade, tem insônia, provavelmente palpitações, sente calor facilmente, transpira à noite e geralmente sente sede. Os pontos de acupuntura comumente usados são Bexiga Urinária 15, Fígado 3, Bexiga Urinária 23, Rim 6, Rim 3, Baço 6, Pericárdio 6, Vaso Concepção 4 e Coração 7.

Deficiência de Sangue no Fígado

A pessoa está deprimida, pode ter problemas para adormecer ou acorda por volta de 1 a 3 horas da manhã, provavelmente terá constipação, menstruação escassa e possíveis dores de cabeça nas têmporas. Os pontos de acupuntura comumente usados são Fígado 3, Fígado 8, Fígado 14, Estômago 36 e Baço 6.

Se você acha que poderia se beneficiar da acupuntura, consulte um médico qualificado para discutir seus sintomas com mais detalhes.

Ervas e Suplementos Nutricionais

Existem milhares de suplementos nutricionais recomendados para a saúde emocional. Quais você deve escolher? Eu discuto a maioria deles aqui para oferecer uma melhor compreensão de como eles ajudam seu corpo. Para a maioria dos meus pacientes, além de reparar o intestino e incentivar o exercício físico regular, eu uso tratamentos simples e geralmente tenho sucesso contínuo com um bom complexo de **vitaminas B, óleos de peixe**, ervas como a **Rhodiola** para restaurar a função da glândula adrenal e cardo de leite para desintoxicar o fígado.

Se um paciente tem deficiência de vitamina D (por menor que seja) de acordo com testes de laboratório, eu sempre suplemento com **vitamina D** e incentivo o paciente a tomar o máximo de sol e exercício possível. Se você tiver problemas para dormir, considere limpar o fígado e usar melatonina ou 5-HTP junto com a acupuntura ou uma terapia corporal conhecida como terapia de Bowen, que é incrível para restaurar a harmonia metabólica. Um médico naturopata ou nutricionista pode recomendar suplementos adicionais para você com base em suas necessidades individuais.

Certifique-se de comprar produtos de boa qualidade em lojas de produtos naturais de boa reputação ou com médicos naturopatas. A maioria das marcas vendidas em supermercado não é forte o suficiente. A página de produtos do meu site tem alguns dos melhores suplementos nutricionais em que confio. Também listei as fontes alimentares de cada nutriente para que você possa obter a maior parte de seus nutrientes através dos alimentos.

O *cálcio* acalma seus nervos. A deficiência de cálcio tem sido associada ao aumento da ansiedade, irritabilidade, depressão e insônia. Palpitações também estão associadas à deficiência de cálcio. Alimentos ricos em cálcio incluem produtos lácteos; peixe (peixe ósseo); nozes; amêndoas; espargos; aveia; feijões; melaço; vegetais verdes como brócolis, mostarda, nabo e couve; chá de urtiga; palha de aveia; e algas. As pessoas que têm alergia a laticínios podem descobrir que sentem sinais de ansiedade quando evitam produtos lácteos e, neste caso, precisam suplementar com substitutos alimentares. A absorção de cálcio também **depende da vitamina D**, portanto, certifique-se de ingerir vitamina D suficiente pela luz solar e alimentos.

A *colina (fosfatidilcolina)* é um ácido graxo que produz a acetilcolina, um neurotransmissor que ajuda na **transmissão de impulsos nervosos** no cérebro. A colina melhora a memória, o humor e a concentração. Níveis reduzidos de colina têm sido associados a níveis mais altos de ansiedade. A colina é comumente encontrada na lecitina, encontrada em alimentos como gema de ovo, produtos de soja, alface, couve-flor, batata, amendoim e leite integral. A lecitina também é produzida em seu corpo com a ajuda da vitamina B6.

O *folato* é necessário para a produção de **energia** no cérebro. Pessoas com deficiência de folato geralmente experimentam fadiga, irritabilidade, ansiedade, insônia, esquecimento, falta de apetite, falta de motivação e também depressão. As fontes de folato incluem frango, cordeiro, lentilha, salmão, atum, trigo integral, feijão, grãos integrais, ervilhas, vegetais de folhas verdes e frutas.

O *GABA (ácido gama aminobutírico)* é um dos neurotransmissores mais importantes do cérebro, que reduz a ansiedade, promove o sono e ajuda na tomada de decisões racionais. Baixos níveis de GABA estão diretamente ligados à ansiedade. A **vitamina B6** é crucial na produção de GABA, portanto, considere aumentar a vitamina B6 antes de suplementar com GABA, pois você pode estar tendo uma deficiência de vitamina B6 que está causando sua deficiência de GABA.

O *iodo* é importante para a produção de hormônios da tireoide, que desempenham um papel importante na saúde mental. É importante verificar se você tem deficiência de iodo antes de complementá-lo, caso contrário você pode consumir iodo demais. Um profissional de saúde qualificado o ajudará a determinar se seu organismo tem ou não deficiência de iodo. Algas são fontes típicas de iodo. A **soja inibe** a absorção de iodo.

O *inositol* melhora os efeitos da serotonina e já foi comprovado que diminui os sintomas de depressão, ataques de pânico e transtorno obsessivo-compulsivo. Também ajuda no crescimento do cabelo e na redução do colesterol. Fontes comuns de inositol incluem fígado, levedura de cerveja, carnes, bananas, toranjas, laranjas, passas, soja, legumes, gérmen de trigo, melaço não refinado, arroz integral, flocos de aveia, amendoim, ovos e couve.

L-Glutamina é um aminoácido essencial para a produção de GABA. A glutamina também fornece energia para seu corpo, células intestinais e cérebro, além de melhorar a clareza mental, a concentração e o foco. Falamos sobre o benefício da glutamina na **cura do intestino** no capítulo *"O Sistema Digestivo e o Bem-Estar"*. Como a serotonina também é produzida no intestino, curar o intestino com glutamina aumenta a produção de serotonina. As fontes de alimentos que contêm glutamina incluem espinafre, carne, frango, sementes de gergelim, salsa, repolho, beterraba e sementes de girassol.

A *L-teanina* estimula a produção de GABA e mantém seu cérebro relaxado e em um estado de alerta conhecido como estado cerebral alfa, o que melhora a clareza mental, o foco, a atenção e a memória. A teanina ajuda o corpo a lidar com a ansiedade e o estresse e protege as glândulas suprarrenais do estresse. Teanina também ajuda a dormir mais profundamente. A teanina é comumente encontrada no **chá verde**, o que lhe confere um efeito calmante.

O *magnésio* relaxa seus nervos e músculos e é excelente para a ansiedade. Os alimentos que contêm magnésio incluem laticínios, peixe, carne, abacate, banana, arroz integral, nozes, sementes de abóbora, sementes de girassol, sementes de gergelim, cereais, vegetais de folhas verdes e lentilhas.

Noradrenalina: baixos níveis de noradrenalina estão associados à depressão e níveis excessivamente altos causam **insônia**. Certos alimentos, como frango, banana, melancia, maçã, peixe e laticínios, aumentam a produção de noradrenalina no corpo.

Os *ácidos graxos ômega 3* estão presentes em alta concentração no cérebro e são provavelmente um dos nutrientes mais importantes para o bem-estar emocional. Numerosos estudos mostram que a suplementação com ácidos graxos ômega 3 reduz a depressão, ansiedade, esquizofrenia e outros problemas emocionais. Os ácidos graxos ômega 3 também **diminuem a inflamação** e reduzem o risco de doenças crônicas. O ácido alfa-linolênico (ALA), o ácido eicosapentaenóico (EPA) e o ácido docosahexaenóico (DHA) são as principais formas de ácidos graxos ômega 3, sendo que o EPA e o DHA oferecem os maiores benefícios à saúde. O ALA é convertido no corpo em pequenas quantidades de EPA e DHA e é encontrado principalmente em sementes de linho, sementes de abóbora, nozes, grãos e vegetais de folhas verdes. O EPA e o DHA são encontrados naturalmente em peixes de água fria, como salmão, cavala e atum.

A *fosfatidilserina* é uma molécula de gordura que **reduz o cortisol** em seu corpo. É uma substância excelente para se usar quando níveis elevados de cortisol devido ao estresse adrenal estão causando ansiedade, depressão e insônia.

O *selênio* é um antioxidante importante que melhora a imunidade e ajuda a *glândula tireoide*. A deficiência de selênio está fortemente relacionada com padrões negativos de humor e deve ser considerada na depressão e na ansiedade, principalmente devido ao seu papel na tireoide. O selênio é encontrado em peixes (especialmente mariscos), arroz integral, frango, laticínios, alfafa, sementes de erva-doce, ginseng, manteiga, melaço, alho, fígado, castanha do Pará, algas e sementes de girassol.

A S-adenosilmetionina (SAM-E) é um aminoácido comumente usado para aumentar os níveis de neurotransmissores de serotonina, dopamina e melatonina. O SAM-E também produz glutationa, um antioxidante que protege o fígado. O SAM-E é decomposto em homocisteína, que é tóxica e inflamatória caso se acumule em grandes quantidades no organismo, portanto, sempre suplemente com **vitamina B6, B12 e folato.**

O *triptofano* é um dos aminoácidos mais importantes na produção de **serotonina**. A deficiência de triptofano causa distúrbios do sono, depressão, ansiedade e todos os outros transtornos do humor associados à deficiência de serotonina. O triptofano é encontrado em alimentos como arroz integral, peru, peixe, queijo cottage, vegetais verdes, a maioria dos feijões, claras de ovos, chocolate, aveia, sementes de girassol e sementes de abóbora.

O *5-HTP (5-hidroxi-triptofano)* é um suplemento que é uma forma intermediária de triptofano, mas é convertido em **serotonina e melatonina** muito mais rapidamente. O 5-HTP pode melhorar significativamente o humor e a qualidade do sono. Nos distúrbios do sono, o 5-HTP geralmente é útil quando alguém tem dificuldade em continuar dormindo, enquanto a melatonina é usada quando alguém tem dificuldade para cair no sono.

A *tirosina* ajuda a depressão e ansiedade, pois reduz o impacto do estresse no corpo e melhora o humor e a motivação. A tirosina ajuda as **glândulas suprarrenais e a tireoide** a funcionar melhor e é necessária para produzir adrenalina, noradrenalina e dopamina. As fontes naturais de tirosina incluem soja, frango, peru, peixe, amêndoas, abacates, bananas, laticínios, feijão, sementes de abóbora e gergelim.

A *vitamina A*, além de ser boa para a visão, também suporta as **glândulas suprarrenais e tireoidianas**. Pode ser encontrada no fígado, óleo de fígado de peixe, melão, alho, cenoura, pimentão vermelho, inhame, salsa, mamão, espinafre, acelga, couve, gema de ovo, melão e brócolis.

A *vitamina B1 (tiamina)* melhora a coordenação nervosa e ajuda o corpo a obter energia dos alimentos. Baixos níveis de tiamina causam inquietação, ansiedade, irritabilidade e demência. Como a tiamina é necessária para liberar energia de açúcares e carboidratos refinados, a ingestão de muitos **carboidratos simples consome as reservas de tiamina. O uso crônico de álcool também esgota a tiamina** em seu corpo. Os alimentos ricos em tiamina incluem peixe, gema de ovo, arroz integral, nozes, ervilhas, grãos integrais, soja, atum, sementes de girassol e feijão preto.

A *vitamina B3 (niacina)* é muito importante para a saúde dos nervos e ajuda na comunicação cerebral. A niacina também reduz os efeitos do cobre, o que é importante, pois altos níveis de cobre estão associados a transtornos do humor. Os alimentos com niacina incluem brócolis, cenoura, fígado, farelo de trigo, verduras de dente de leão, amendoim, frango, peru, atum, salmão e cogumelos.

A *vitamina B6 (piridoxina)* é um dos nutrientes mais essenciais para suplementar em casos de ansiedade e depressão. A piridoxina é excelente para o **suporte adrenal** e a função nervosa, e é uma vitamina essencial para a produção de neurotransmissores como serotonina, GABA e dopamina, essenciais para o bem-estar. Baixos níveis de piridoxina aumentam a ansiedade, a depressão e a fadiga adrenal. Os alimentos ricos em piridoxina incluem ovos, peixes gordurosos como atum, pimentão, cenoura, frango, peru, avelã, espinafre, sementes de girassol e banana.

A vitamina B12 ajuda a ansiedade e depressão, reduzindo os níveis sanguíneos de **homocisteína**, um produto químico produzido quando há muita **inflamação** no corpo. Altos níveis de homocisteína têm sido associados a ansiedade, depressão e esquizofrenia. A vitamina B12 também ajuda o cérebro a funcionar melhor, produzindo novas células nervosas. Foi demonstrado que ajuda a fadiga crônica, baixa energia, fadiga adrenal, palpitações e falta de memória, os quais geralmente são sintomas de depressão e ansiedade. Os alimentos ricos em vitamina B12 incluem peixe gordo, sardinha, mexilhão, cordeiro, ovos e iogurte.

A *vitamina C* combate estresse, ansiedade e depressão, porque fortalece as **glândulas suprarrenais** e é necessária para produzir adrenalina. É também um poderoso antioxidante que protege seu corpo contra toxinas e danos causados pelos radicais livres, garantindo que todos os seus órgãos funcionem da maneira ideal. As fontes alimentares de vitamina C incluem mamão, frutas cítricas, brócolis, morangos, pimentões, kiwis e goiaba.

A *vitamina D* tem um papel fundamental no combate à depressão e outras doenças crônicas e sua deficiência está diretamente ligada à depressão. A produção de vitamina D em seu corpo é aumentada através da exposição direta à luz solar. Nos últimos anos, por causa de prédios altos, carros e ambientes fechados, a exposição de todos à luz solar é significativamente menor. A maioria de nós também usa sabonetes químicos, que removem óleos da pele que produzem vitamina D da luz solar. É melhor reduzir o uso de sabão em grandes áreas do corpo e usá-lo principalmente em áreas pubianas e nas axilas, onde se acumulam suor e odores. A vitamina D e a luz solar também **aumentam os níveis de serotonina** e a absorção de cálcio pelo corpo, o que tem efeito calmante. As fontes alimentares de vitamina D incluem peixes gordurosos, fígado, folhas de dente de leão, manteiga e gema de ovo. A vitamina D é tóxica para o fígado em grandes quantidades, portanto, consulte o seu médico antes de ingerir suplementos.

O *zinco* é um mineral fantástico que tem um efeito calmante e é essencial para a saúde das **glândulas suprarrenais**. De fato, a maior concentração de zinco no corpo é encontrada nas glândulas suprarrenais. O zinco ajuda o corpo a absorver as vitaminas B e ajuda as glândulas suprarrenais a produzir hormônios. O zinco também é crucial para fortalecer seu sistema imunológico. Os alimentos ricos em zinco incluem ostras, gema de ovo, mariscos, sementes de abóbora, sementes de girassol, soja, gérmen de trigo, nozes e carnes.

Se você está se perguntando com quais alimentos começar, considere os seguintes na maioria das refeições:

- Coma muito brócolis e vegetais de folhas verdes como couve e espinafre, que são ricos em folato, magnésio e antioxidantes

- Salmão e outros peixes oleosos, ricos em ácidos graxos ômega 3 e vitamina D

- Carne de peru, rica em aminoácidos como triptofano e tirosina

- Bananas, ricas em triptofano, magnésio e potássio

- Muitas nozes e sementes, ricas em ácidos graxos ômega 3 e magnésio.

Fitoterápicos

Eu uso medicamentos fitoterápicos de maneiras variadas para tratar problemas emocionais, dependendo da sua causa subjacente. Já discutimos algumas maneiras pelas quais as ervas podem ser eficazes para melhorar a sua saúde geral. Você deve se lembrar de que eu recomendei usar ervas como Rhodiola ou ginseng (discutidas no capítulo *"As Suprarrenais e o Bem-Estar Emocional"*), para ajudar suas glândulas suprarrenais e proporcionar benefícios em longo prazo para ansiedade e depressão. Mencionei também ervas que curam ou desintoxicam seu fígado (no capítulo *"O Fígado e o Bem-Estar Emocional"*) e seu sistema digestivo, pois esses dois sistemas afetam sua saúde emocional.

Enquanto estabiliza suas glândulas suprarrenais e restaura sua saúde digestiva, você também pode usar ervas para melhorar temporariamente seu humor (antidepressivas) ou reduzir a ansiedade (ansiolíticas) e a insônia, falaremos mais sobre elas abaixo. Ao usar remédios à base de plantas, é importante considerar fatores como estilo de vida, experiências emocionais, dieta, toxicidade ambiental, saúde do fígado, saúde digestiva e outros sistemas que afetam a saúde mental.

Observe que algumas dessas ervas podem ser extremamente perigosas se mal utilizadas, se usadas por um período prolongado, se combinadas com outros medicamentos e outras ervas, ou se forem usadas durante a gravidez ou lactação. Eu não indico quais ervas são prejudiciais na gravidez ou quais são seus efeitos colaterais tóxicos; portanto, **consulte seu médico antes de usar qualquer erva.**

Pimenta do reino (Piper Nigrum) estimula o seu metabolismo e aumenta a circulação. Pode ajudar a aliviar a depressão devido aos seus efeitos estimulantes.

Pimenta caiena (Capsicum frutescens), curiosamente, também é útil na depressão por causa de suas propriedades estimulantes. Pode ser adicionado à sua comida regularmente, especialmente durante os meses frios do inverno, quando a depressão aumenta para muitas pessoas.

A *camomila (Matricaria recutita)* tem efeito **calmante e sedativo**, ajudando na qualidade do sono, combatendo a ansiedade e a irritabilidade. Sendo antiespasmódico, também acalma o sistema digestivo se você tiver cólicas e indigestão. O uso de camomila por muito tempo pode causar alergias em algumas pessoas, por isso geralmente recomendo usar chá de camomila por duas semanas e fazer uma pausa por cerca de um mês para reduzir as chances de alergias.

O *chá verde (Camellia sinensis)* contém um nutriente chamado L-teanina, que melhora a clareza mental, o foco, a atenção e a memória; estimula a produção de GABA; e tem um **efeito calmante** no seu cérebro. A teanina ajuda seu corpo a lidar com períodos estressantes, reduzindo os efeitos nocivos do estresse em seu corpo. A teanina também ajuda a induzir um sono mais profundo em pessoas que se sentem inquietas à noite. Tradicionalmente, muitas culturas removem a cafeína do chá verde embebendo as folhas em água quente por cerca de um minuto, desprezando a água e adicionando água quente às folhas novamente.

A primeira água remove a cafeína das folhas e a segunda deixa você com os benefícios de todos os outros nutrientes do chá verde.

Snakeroot indiano (Ajmaline, Rauwolfia serpentina) é imensamente benéfico para o estresse e é fantástico para pessoas que não conseguem **dormir** por causa do **estresse**. Mahatma Gandhi costumava mastigar sua raiz ou beber *Ajmaline* como um chá para dormir bem. Ajmaline também reduz a pressão arterial e é usado na hipertensão.

Jamaica Dogwood (Piscidia erythrina) é um poderoso sedativo e relaxante muscular. É usado para ansiedade acompanhada de nervosismo, **insônia** e inquietação. O Dogwood da Jamaica também pode ser usado como analgésico. Tenha cuidado com esta erva, porque pode ser tóxica em grandes quantidades.

Kava (Piper methysticum) é uma erva nativa das Ilhas do Pacífico e usada em cerimônias, socialmente e também para fins medicinais. Kava é estimulante e calmante e também é um afrodisíaco. É usado para tratar a ansiedade e sintomas leves de depressão por causa de seus efeitos estimulantes.

A *erva-cidreira (Melissa officinalis)* é uma erva suave, **relaxante** e levemente estimulante, e é usada para ansiedade e depressão. A erva-cidreira faz um chá agradável e também tem um efeito calmante no estômago e nos intestinos, tornando-o útil para queixas digestivas decorrentes de ansiedade.

Maracujá (Passiflora incarnata) é uma erva poderosa que acalma os nervos e ajuda no **sono**. Maracujá é uma das ervas mais fortes usadas para induzir o sono e é excelente para evitar nervosismo causado por insônia ou exaustão.

O chá de *hortelã-pimenta (Mentha piperita)* acalma sua mente durante o estresse e também alivia cólicas digestivas, gases e inchaço.

A *Erva de São João (Hypericum perforatum)* é uma das ervas mais comuns usadas para **depressão leve a moderada**. Também é útil para ansiedade e insônia, mas não é usada para depressão grave. A Erva de São João interage adversamente com muitos medicamentos e causa toxicidade à serotonina se tomada com antidepressivos inibidores da recaptação da serotonina (ISRSs); portanto, consulte seu médico antes de usá-la com qualquer medicamento.

Valeriana (Valeriana officinalis) acalma o nervosismo e é boa para pessoas deprimidas que sentem **nervosismo** constante de baixo grau em vez de ansiedade extrema. Também ajuda no sono, especialmente quando a insônia é causada por nervosismo e pensamentos preocupantes.

Aromaterapia e Óleos Essenciais

Aromaterapia ou terapia com óleos essenciais envolve a aplicação de óleos extraídos de plantas em seu corpo. Apesar de sua aplicação simples, os óleos essenciais podem proporcionar uma transformação muito profunda e duradoura para as condições físicas e mentais. Isso se deve ao fato de seus nervos olfativos (responsáveis pelo olfato) fazerem parte do primeiro estágio de desenvolvimento do cérebro.

Os óleos que são úteis para combater a ansiedade, o estresse e a depressão incluem:

Cedro, Sândalo, Bergamota, Jasmim, Lavanda, Camomila, Sálvia, Hortelã-Pimenta, Flor de Laranjeira, Melissa, Patchouli, Manjericão, Ylang-Ylang e Limão.

Lavanda, Manjerona, Gerânio, Tangerina e Cardamomo também são úteis para dormir.

Alguns óleos de aromaterapia podem ser prejudiciais durante a gravidez, portanto, verifique sempre com seu médico antes de usá-los se estiver grávida ou tentando engravidar. Em particular, manjericão, louro, confrei, hissopo, zimbro, manjerona, melissa e sálvia são evitados na gravidez.

Os óleos essenciais podem ser bastante fortes e são frequentemente diluídos em óleos transportadores, como o óleo de amêndoa, e depois aplicados na pele, geralmente através de massagem. Os óleos essenciais também podem ser adicionados ao seu banho ou colocados em um vaporizador ou umidificador para dispensar seu aroma ao ar, para que você possa respirar seu aroma curativo. A Aromaterapia ajuda você a se sentir bem e diminui o estresse causado por diferentes emoções. Ao reduzir o estresse emocional, seu corpo se recupera mais rapidamente da fadiga e da doença e fica mais fácil para você dar passos mais positivos na vida.

É importante usar óleos de alta qualidade originados de recursos e fontes sustentáveis. Listo alguns dos óleos de melhor qualidade em health.drameet.com/shop quando tenho certeza da qualidade deles.

MEDICAMENTOS USADOS NA ANSIEDADE E NA DEPRESSÃO

"Quem toma remédio e negligência a dieta desperdiça a habilidade de seus médicos."

~ Provérbio Chinês

AO TRATAR DOENÇAS emocionais, a maioria dos médicos ou psiquiatras convencionais prescreve medicamentos que alteram os níveis de neurotransmissores em seu corpo. Mesmo que os medicamentos convencionais possam controlar os sintomas de ansiedade e depressão, eles geralmente não curam ou tratam a causa por trás dos sintomas. Dito isto, os medicamentos convencionais podem ser necessários e te salvar, especialmente em situações em que você corre o risco de se machucar, cometer suicídio ou em casos em que não consegue realizar atividades básicas por causa de suas emoções.

Ao usar medicação, você também deve considerar por que você está propenso a problemas emocionais em primeiro lugar, para se curar em um nível mais profundo. Ao tratar a causa e melhorar sua saúde geral, você provavelmente melhorará o efeito de seus medicamentos e também poderá se tornar menos dependente deles à medida que se tornar mais resiliente emocionalmente.

Eu descrevi alguns medicamentos comumente usados para ansiedade e depressão abaixo. Alguns não são mais usados por causa dos efeitos colaterais e porque outros medicamentos são mais eficazes. Exemplos dos diferentes medicamentos são dados com seus nomes comerciais entre parênteses ( ).

É extremamente importante consultar o seu médico antes de alterar a dose ou interromper qualquer medicamento. Alterar a dose ou

interromper esses medicamentos sem a supervisão adequada pode resultar em recaída ou agravamento dos sintomas.

Os *benzodiazepínicos* aumentam os efeitos do GABA em seu cérebro e são usados para ansiedade, insônia, distúrbios de pânico, transtorno obsessivo-compulsivo (TOC) e abstinência de álcool. Os efeitos colaterais dos benzodiazepínicos incluem sonolência, tontura, disfunção sexual, diminuição do estado de alerta e diminuição da concentração. Sair dos benzodiazepínicos muito rapidamente pode causar efeitos colaterais significativos, incluindo aumento da ansiedade e tremores. Alguns exemplos de benzodiazepínicos incluem Diazepam (Valium), Lorazepam (Rivotril), Triazolam (Halcion) e Alprazolam (Frontal).

A *bupropiona (Wellbutrin, Zyban)* é um antidepressivo que aumenta os níveis de noradrenalina, serotonina e dopamina no cérebro, impedindo sua recaptação por outros tecidos. Bupropiona é comumente usada para depressão, para parar de fumar e para transtorno afetivo sazonal (SAD). Os efeitos colaterais da bupropiona incluem convulsões, náusea, insônia, tremores, transpiração excessiva e zumbido nos ouvidos.

Inibidores Seletivos da Recaptação de Noradrenalina (SNRIs) aumentam os níveis de serotonina e noradrenalina no cérebro, impedindo sua recaptação. Os SNRIs são usados para ansiedade, distúrbios de pânico, depressão e TOC. Os efeitos colaterais dos SNRIs incluem insônia, tremores, ansiedade, sonhos anormais, fadiga, pressão alta, disfunção sexual, problemas digestivos e outros efeitos colaterais listados na embalagem. Exemplos de SNRIs incluem Venlafaxina e Duloxetina.

Inibidores Seletivos da Recaptação de Serotonina (ISRSs) impedem a recaptação e quebra da serotonina e, portanto, aumentam os níveis de serotonina no cérebro. Os ISRS são comumente usados para tratar depressão, bulimia, anorexia, fobia social, ansiedade e transtorno obsessivo-compulsivo (TOC). Os efeitos colaterais dos ISRS incluem, entre outros, disfunção sexual, tremores, nervosismo, náusea, aumento do risco de suicídio (especialmente em crianças e adultos jovens), sonolência e dificuldades para dormir. Exemplos de ISRS incluem Fluoxetina (Prozac), Sertralina (Zoloft), Paroxetina (Paxil) e Citalopram.

O importante é lembrar que, embora os medicamentos convencionais possam ser valiosos para aliviar os sintomas em curto prazo, eles não devem ser vistos como uma solução em longo prazo. Trabalhe com seu médico para abordar as causas de problemas emocionais e gerenciar seus medicamentos, encontrando soluções duradouras e estratégias de enfrentamento.

SUMÁRIO

Abordamos muito neste livro e, se você leu até agora, é um bom momento para voltar às seções que se aplicam a você e começar a implementar as estratégias mais relevantes para as circunstâncias em que você se encontra. Aqui estão alguns dos pontos principais que você deve ter em mente ao fazê-lo.

Para recuperar a força emocional, observe as áreas emocionais ou energéticas da sua vida, incluindo experiências passadas, problemas físicos em seu corpo e fatores de estilo de vida que afetam a saúde emocional.

Para resolver experiências emocionais e padrões energéticos de apego, considere usar:

- florais de Bach e medicamentos homeopáticos

- Aconselhamento, psicoterapia ou técnica de libertação emocional

- Acupuntura, terapia de Bowen ou alguma outra terapia corporal

- Meditação, visualização positiva e alguns dos outros exercícios descritos neste livro para resolver experiências emocionais

Para tratar seu corpo, considere o seguinte:

- Estabilize suas glândulas suprarrenais usando ervas, suplementos, rotinas regulares, hábitos saudáveis de sono e técnicas regulares de respiração profunda

- Cure seu sistema digestivo usando ervas, probióticos e suplementos e reduza alimentos inflamatórios, drogas e álcool

- Desintoxique seu fígado usando ervas ou suplementos e coma muitos vegetais e fibras verdes para remover as toxinas do seu sistema digestivo

- Coma corretamente, minimizando açúcares, evitando fast food, ingerindo alimentos nutritivos e garantindo que você esteja ingerindo proteína suficiente

- Exercite-se ou faça ioga regularmente para desintoxicar o corpo, aumentar o fluxo de oxigênio para os tecidos, estabilizar as glândulas suprarrenais e estabilizar as substâncias químicas do cérebro

- Use terapias físicas, como acupuntura, massagem ou terapia de Bowen, que trazem benefícios relaxantes e outros benefícios para todo o corpo.

Espero que você tenha aprendido muito com este livro. Acredito que é importante investir em si mesmo e viver a vida da maneira mais agradável e plena possível. Quanto mais pudermos nos capacitar e ajudar uns aos outros a fazer isso, melhor todos nos sentiremos.

Se você quiser sessões pessoais comigo ou com minha equipe, ou participar de um retiro de cura emocional em algum lugar do mundo (health.drameet.com/retreats), ou contratar meus serviços para a sua empresa, entre em contato comigo através do site health.drameet.com.

Desejo-lhe o melhor da vida!

Muito Amor

"A saúde é a verdadeira riqueza, não o ouro ou prata."

—Mahatma Gandhi

AS CLÍNICAS MÓVEIS DA FIMAFRICA

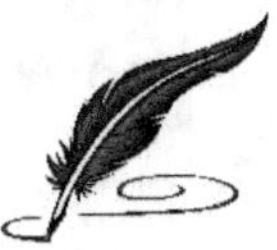

Eu gostaria de compartilhar algo muito querido para mim com você.

Eu gostaria de compartilhar a história da primeira clínica móvel homeopática que fiz para comunidades pobres na África, através de uma instituição de caridade criada para ajudar pessoas pobres que vivem sem assistência médica. A instituição de caridade é chamada de Foundation for Integrated Medicine in Africa (FIMAFRICA, www.fimafrica.org).

As clínicas móveis foram a razão pela qual voltei para casa, no Quênia, depois de meus estudos em Medicina Naturopática e Psicoterapia no Canadá. Até escrevi este livro maravilhoso com a esperança de vender um milhão de cópias para financiar meus projetos comunitários. Eu espero que dê certo!

Aqui está a minha história:

Um dia antes, eu percebi que estava indo para a primeira clínica móvel oficial da FIMAFRICA, e lágrimas vieram aos meus olhos pensando em todos que contribuíram para que finalmente chegássemos até aqui — obrigado a todos vocês, tem sido uma bênção trabalhar com vocês.

Começou em 28 de janeiro de 2009, às 7h15, com o nascer do sol típico cortando o ar frio da manhã africana. Minha carona estava atrás de uma picape vermelha, assim como minhas malas cheias de manguito de pressão arterial, estetoscópio, meu *repertório* homeopático, *materia medica* homeopática, notas de mesa Morisson, um monte de remédios e meu almoço com bananas, maçãs e alguns biscoitos — primeira vez, não havia tempo para preparar legumes saudáveis!

Eu me senti um pouco constrangido com todo o meu equipamento na frente das outras pessoas. Eu estava pegando uma carona com eles para economizar em custos de combustível para a caridade. No entanto, meus medos se dissiparam quando vi como eles estavam empolgados e solidários com a primeira clínica móvel da FIMAFRICA.

Preciso mencionar um amigo importante com quem eu estava — Morten Kattenhoj, da Dinamarca, que trabalhava para a MS Kenya, uma ONG dinamarquesa. Morten tem sido uma grande ajuda para me apresentar aos chefes das aldeias, autoridades distritais, enfermeiras e trabalhadores das aldeias. Morten trabalhou com o povo Yaakut, uma tribo cuja língua está quase se extinguindo (há apenas 9 anciãos sobreviventes que falam o dialeto). O povo Yaakut se fundiu com os Maasai quando os Maasai chegaram ao Quênia. Sem Morten, eu não teria o privilégio de tratar esta comunidade no distrito de Laikipia North, no Quênia.

Atravessando a savana na estrada poeirenta em direção a *Kuri*, nossa vila-alvo, notei impalas pastando sob a luz do sol da manhã e pensei como seria maravilhoso se os voluntários pudessem vir e vê-los no seu caminho para tratar as comunidades locais! Bem, já está começando!

Ao nos aproximarmos de *Kuri Kuri*, uma vila remota além da floresta, percebi a grande responsabilidade que temos em relação às pessoas e à sua saúde. Especialmente no meio do nada, onde é difícil para muitas dessas pessoas acessar médicos que estão em hospitais muito distantes. Finalmente chegamos ao único prédio em toda a área — uma sala de escola com poucas mesas vazias espalhadas. Eu pedi para usar essa instalação em caso de chuva, embora eu achasse que poderia ser divertido para os voluntários da FIMAFRICA atuar ao ar livre, debaixo de uma árvore ou dentro de uma *manyatta* (palavra Maasai para cabana).

Não havia ninguém por perto, exceto algumas crianças brincando à distância — eu pensei que seria um dia calmo. Richard e Danial, moradores da região, ajudaram a organizar esse evento e informaram as aldeias vizinhas de nossa vinda, e me asseguraram que as pessoas viriam assim que nos vissem por aqui.

Eles estavam certos — assim que as malas foram desembaladas, livros médicos e remédios prontos, o barulho do lado de fora começou a crescer gradativamente. Eu espiei e vi várias cabeças do lado de fora da janela — todos se juntaram tão de repente sem eu perceber. Eu estava pronto... Meu treinamento na Canadian College of Naturopathic Medicine e em outras expedições de voluntariado havia me preparado para me dedicar completamente à prática médica quando surgisse a oportunidade.

Primeiro paciente, 50 anos ou mais (a idade não é exata nessas áreas) — entrou, apontou para a barriga e disse que sentia dor. Com mais algumas perguntas, descobrimos que sua dor emanava de sua área hepática.

Deitei-o no banco de madeira, 6 polegadas de diâmetro, literalmente, para seu exame físico. Apenas tocar levemente seu abdômen embaixo das costelas direitas provocou uma reação suficiente para me dizer que havia algo realmente errado com o fígado daquele homem. Toquei levemente outras áreas ao redor de seu abdômen — mas o toque mais leve perto de sua área do fígado causou dor suficiente para eu saber que deveria seguir em frente.

Outros questionamentos revelaram muita comida não digerida em suas fezes, e às vezes elas eram amareladas ou brancas. Muitas pessoas da região não sabem a cor das suas fezes porque usam latrinas ou o mato como banheiro.

Atuar nessas áreas com tantas pessoas não deixa tempo para fazer avaliações homeopáticas completas, e o melhor método é tratar os sistemas de órgãos e sintomas agudos.

Remédios homeopáticos, como *licopódio, nux-vomica e quelidônio*, vinham à minha mente, quando de repente Daniel me disse que esse homem bebia muito. Pedi para confirmar — sim, esse homem estava bebendo tudo, desde fermentados locais (às vezes 90% de álcool), cervejas e uma droga chamada *"Meraa"* ou *Khat* em inglês.

Bem, meu amigo, então sabíamos o que fazer primeiro.

"Sim", ele me disse, "um médico há muito tempo havia me dito para parar de beber álcool, mas eu não o ouvi. Agora que dois médicos estão me dizendo para parar com o *Meraa* e o álcool, eu definitivamente vou parar."

Eu não tinha certeza se acreditava nele. É difícil parar a dependência de álcool, especialmente em áreas sem sistemas de apoio. Eu já tinha visto a mesma situação muitas vezes. Bem, eu dei a ele uma palestra educacional sobre *como o fígado remove a sujeira do sangue e como o álcool contribui para a sujeira no sangue e destrói o fígado* — você precisa usar uma linguagem familiar às experiências no mato, caso contrário, é difícil que compreendam a importância do fígado para a saúde.

Ele parecia bastante convencido. Nós o deixamos ir, junto com um monte de remédios para o fígado. Espero que ele esteja bem — espero vê-lo na próxima vez.

Outros pacientes entraram, a maioria trazendo crianças com eles e alguns com pequenos bebês de um mês de idade enrolados debaixo de um pano preso no ombro. Foi bom e difícil ao mesmo tempo, tratar tantas pessoas uma após a outra.

Muitos deles eram tímidos demais para falar, ou eram muito vagos em suas descrições. Alguns estavam acompanhados por amigos, descrevendo seus sintomas com duas histórias diferentes, o que faz você duvidar de seu raciocínio clínico.

Um dos pais parecia pensar que quanto mais sintomas ou "sim" ele dissesse, mais doente a criança pareceria, para que o medicamento fosse mais forte. Por fim, descobri que os sintomas da criança eram de cerca de quatro meses atrás, e ela nem estava mais doente — acho que ele só queria medicamentos para guardar, porque não há muita assistência por aqui.

Os principais casos que vimos foram problemas no peito, problemas nos olhos, uma criança de um ano com sangue e pus que escorriam do ouvido, outra com linfonodos cervicais inchados e olhos desviados — uma nova condição sobre a qual eu precisava aprender. Algumas crianças tinham problemas de desmaio sem razões específicas, acompanhadas de dores de cabeça. Parecia ser um efeito colateral do tratamento com quinino após a malária, de acordo com suas histórias comuns, mas não havia como saber com certeza em tão pouco tempo. Eu administrei o remédio homeopático *china-sulph*, um remédio que muitas vezes ajuda com essas condições. Uma mulher com um bócio inchado entrou — eu a tratei com *Natrum muriaticum.*

Como havia muitos pacientes e tivemos que sair mais cedo naquele dia para voltar para casa antes do anoitecer, pedi a um dos ajudantes para examinar quais pessoas estavam mais doentes e trazê-las. É uma pena que não pudéssemos tratar a todos, mas, com o tempo, espero que mais pessoas recebam nossa ajuda.

Decidi fazer parceria com um grupo que tem enfermeiros em sua equipe e que também atendem áreas remotas. Eu acho que isso será importante em termos de ganho de experiência clínica para novos voluntários e também para mim. Estou muito feliz com a forma como tudo aconteceu, mas parece inútil se não estivermos ampliando nosso conhecimento clínico com outras pessoas e obtendo feedback de profissionais experientes que já estão em campo.

Aqui estão mais algumas histórias de outros serviços comunitários que fiz em outros momentos. Eu acho que é importante perceber o valor de terapias holísticas como a homeopatia serem acessíveis para comunidades pobres...

Um Triste Caso de Insuficiência Hepática

Trabalhar nesta segunda-feira de manhã foi um prazer. Me deparei com um paciente que tinha pernas inchadas e cobertas de bolhas. Eu me perguntei o que poderia ser, até que a enfermeira me disse que ele tinha insuficiência hepática crônica, por uso excessivo de álcool desde jovem.

Eles o encontraram em um canto de um quarto escuro nas favelas, murmurando consigo mesmo e com o olhar fixo. Ninguém o ajudou, e ele não tinha o conhecimento de como tirar a si mesmo desta situação. Foram as irmãs da missão católica que o encontraram a tempo, pela graça de Deus, e o trouxeram para o hospital da missão.

Administrei *carbo-veg*, um remédio homeopático para cirrose hepática e também útil para abdômen inchado por insuficiência hepática (ascite), o que dificulta a respiração de uma pessoa deitada — outro problema do qual esse garoto estava sofrendo.

Depois de cinco dias, voltei ao hospital da missão, pensativo a princípio, depois feliz quando vi o paciente sentado no gramado, as bolhas quase completamente curadas, os problemas respiratórios desaparecendo e o edema das pernas quase 70% recuperado! Foi um começo. Eu sabia que o problema não estava completamente removido. Administrei *chelidônio 30c*, intermitentemente com *licopódio*, dois remédios importantes para o fígado. Uma semana depois, eu o vi mais uma vez, com edema significativamente reduzido, sem problemas respiratórios, bolhas literalmente desaparecidas. A única coisa que ainda persistia era edema na região lombar e nas costas, o que poderia ser um problema interno ou poderia ser resultante de ficar sentado e deitado na cama o tempo todo.

Apesar de nossos esforços e da rápida recuperação do paciente, ele faleceu alguns meses depois. Seu fígado estava comprometido demais para uma recuperação completa. Fiquei triste e senti como se tivesse falhado como profissional. No entanto, de acordo com a irmã responsável, esse jovem finalmente havia experimentado amor e carinho antes de partir.

Pressão Alta e Sintomas no Lado Esquerdo

Uma senhora veio à nossa mesa de voluntários debaixo da árvore uma tarde, com uma aparência bastante saudável, mas disse que estava vivendo com uma sensação de frio em todo o lado inferior esquerdo do corpo.

Após mais perguntas, ela descreveu uma sensação de constrição e calor na parte superior esquerda do corpo, até os braços. A constrição parecia dolorosa para ela. Foi um caso incomum, mas não incomum para a homeopatia. Medindo sua pressão sanguínea, ficamos bastante chocados ao ver como estava alta.

Decidimos administrar *lachesis*, um remédio homeopático conhecido por ajudar com pressão alta, derrame e sintomas do lado esquerdo.

Meia hora após a administração de uma dose única, medimos novamente a pressão sanguínea. Nesse momento, ela já estava nos dizendo que a frieza estava desaparecendo nas pernas e que seus braços estavam menos doloridos. Fiquei surpreso ao ver um remédio funcionar tão rápido. Outra surpresa veio quando a leitura da pressão arterial sistólica caiu 3 pontos. Eu contei a ela — ela sorriu, os dentes abertos mostrando todos os sinais de satisfação que dão aos médicos uma sensação de reforço positivo e dedicação ao nosso trabalho.

Um Caso Rápido de Asma

Dirigindo com minha amiga Anne Powys para a floresta de *Mokogodo*, paramos no meio do caminho em *Timau* para pegar legumes. Quando estávamos voltando para o carro, um jovem trouxe uma senhora até nós. Ela estava ofegante e sem ar. Ela queria uma carona para onde estávamos indo, sem saber que havia um médico no carro.

Ela havia acabado de sair do hospital e estava tendo um ataque agudo de asma que não havia sido resolvido com medicamentos convencionais. Tomamos nota dos seus sintomas e, após uma investigação mais aprofundada, descobrimos que sua asma tinha uma sensação de dor e constrição na garganta, e era pior à noite e quando no clima frio. Ela costumava sentar-se na cama à noite quando os ataques pioravam. Beber líquidos quentes parecia lhe dar algum alívio.

Dei a ela um remédio homeopático chamado *Spongia Tosta 12C* e fiquei muito satisfeito quando a respiração ofegante cessou em meia hora, e ela pôde respirar bem novamente. Depois de meia hora, lhe demos outra dose do remédio, o que a ajudou ainda mais. Demos a ela doses extras para levar, caso os ataques voltassem. Ela ficou feliz quando a deixamos no cruzamento, acenando para nós, nos abençoando com seu sorriso caloroso.

Estes são alguns dos casos especiais que voluntários e eu vimos em nossas clínicas móveis. Obrigado por adquirir este livro e, espero que possa adquirir também meu curso online, para ajudar a continuar este trabalho. Agradeço a todos os meus queridos amigos que me ajudaram a tornar a FIMAFRICA uma realidade — especialmente **Giri Puligandala**, que generosamente dedicou seu tempo e experiência para gerenciar a FIMAFRICA. Sou verdadeiramente grato por toda a sua contribuição, inspiração e ajuda.

Uma Memória de uma Voluntária da FIMAFRICA (por Dra. Sara Namazi ND)

Acampamos na área da floresta durante a noite. Comida cozida na fogueira. Fizemos chá depois. Estava escuro como breu, nos sentamos ao redor da fogueira, Ameet Aggarwal serviu-nos chá e perguntou se alguém queria acompanhá-lo para passear até um mirante. Eu me ofereci para ir junto.

Caminhamos com uma pequena lanterna e nossas xícaras cheias de chá na floresta por dez minutos para chegar ao mirante.

Antes de sairmos, ele disse: "Siga-me e se você ouvir um som que se assemelha a uma gangorra, pare imediatamente e espere o meu sinal, provavelmente é um leopardo". Meu coração pulou até a garganta depois de ouvir isso; eu provavelmente fiz uma tentativa frustrada de parecer calma, no entanto, tenho certeza de que ele conseguia ver o que eu estava sentindo de verdade.

Ele entrou na floresta profunda, densa e escura e eu o segui, amedrontada até a alma, saber que ele estava na minha frente e eu podia ser atacada pelas costas por um predador me deixava bastante nervosa. Ele parou abruptamente por alguns segundos, porque pensou ter ouvido alguma coisa. Eu congelei logo atrás dele, tentando impedir meu corpo de tremer. Ele então sinalizou que tudo estava bem e que poderíamos seguir em frente.

Quando eu já estava visualizando meu corpo sendo dilacerado por um leopardo faminto, entramos em uma clareira:

Acima: um cobertor de estrelas intermináveis brilhando para nós como o Prelúdio de Bach em um Clavicórdio, cada vez que uma estrela piscava era como o som de uma nota musical, caindo do céu sobre nós…

Abaixo: Uma densa silhueta de árvores como um tapete no vale…

Estávamos em pé em um penhasco gigante. Ficamos ali por dez minutos, sem conseguir pronunciar uma única palavra. A profundidade daquele poderoso campo de altas frequências nos havia absorvido. A única coisa que conseguimos fazer foi tomar pequenos goles de nosso chá Neem naquele alto silêncio e na luz brilhante do inesperado e miraculoso reflexo de Deus na Terra, com lágrimas nos nossos olhos. Voltando ao acampamento, estávamos em um estado alterado de existência...

[fim da história de voluntariado].

Retribuindo ao Mundo

Um Exercício de Cura

Existem muitos países onde as pessoas não têm acesso à medicina holística. Muitos desses países não têm atendimento médico adequado e seus hospitais prescrevem antibióticos ou outros medicamentos supressores *demais*. As pessoas que recebem essas terapias geralmente não têm formação e sofrem múltiplos efeitos colaterais e permanecem cronicamente doentes. Você pode aliviar esse sofrimento desnecessário alterando a educação médica nessas áreas.

Se você gostou de ler este livro e acredita que pode mudar a vida de alguém, ajude-me a ajudar mais pessoas com estas etapas simples:

1. Adquira para si ou presenteie alguém que você ama com meu programa online. Você terá um valor especial no meu programa em health.drameet.com/freegift por ter comprado meu livro. Meu programa online cobre muito do que está no meu livro, além de vídeos sobre:

- Os protocolos exatos que usei para a maioria das pessoas com problemas emocionais e de saúde

- Como perder peso facilmente, curando emoções, inflamação e fadiga adrenal

- Remédios homeopáticos para luto, perda, trauma e burnout

- Usando os 5 sentidos da visão, olfato, audição, paladar e tato para curar emoções

- Como recuperar a energia perdida em emoções, conflitos e traumas

- Entrevistas com especialistas com novas dicas de saúde

Meu programa foi aprovado para educação continuada profissional para médicos naturopatas, nutricionistas e nutrólogos por vários conselhos naturopatas e pelo CDR (Comissão de Registro Dietético) no momento da redação deste livro.

2. Doe 10 ou mais cópias deste livro a instituições de caridade e centros

comunitários de sua escolha e a organizações, igrejas, hospitais e profissionais de saúde que vivem em países em desenvolvimento. Ao presentear livros de medicina holística para diferentes organizações, você causará um impacto maior na saúde de comunidades pobres e negligenciadas.

3. Por favor, escreva uma revisão incrível deste livro em diferentes sites, incluindo a Amazon. Isso convencerá mais pessoas a adquirir o livro.

4. E, por último, plante algumas árvores frutíferas. Plantei mais de 600 árvores em um hospital da Missão Católica para fornecer uma fonte sustentável de alimentos saudáveis para pacientes terminais com câncer e HIV/AIDS. As árvores alimentícias são uma alternativa saudável a certas práticas agrícolas, reduzem o desmatamento e ajudam a trazer mais chuva para áreas áridas. Existem muitas organizações de caridade que plantam árvores frutíferas em todo o mundo; portanto, dedique algum tempo para descobrir quais você pode apoiar.

Muito obrigado por fazer parte deste mundo ☺
Com Muito Amor,
Dr. Ameet Aggarwal ND.

CUPOM GRÁTIS
& VÍDEOS

PARA ACOMPANHAR A LEITURA DESTE LIVRO, POR FAVOR, ASSISTA ALGUNS VÍDEOS GRATUITOS EM MEU SITE QUE TE GUIARÃO NA SUA JORNADA DE CURA E SAÚDE

POR FAVOR, ACEITE UM CUPOM DE DESCONTO NO MEU CURSO ONLINE COMO AGRADECIMENTO POR ADQUIRIR MEU LIVRO

MEU CURSO ONLINE OFERECE INFORMAÇÕES ATUALIZADAS, INCLUINDO:

OS PROTOCOLOS EXATOS QUE USEI PARA A MAIORIA DOS MEUS PACIENTES COM PROBLEMAS EMOCIONAIS E DE SAÚDE

COMO PERDER PESO FACILMENTE, CURANDO EMOÇÕES, INFLAMAÇÃO E FADIGA ADRENAL

REMÉDIOS HOMEOPÁTICOS PARA LUTO, PERDA, TRAUMA E BURNOUT

COMO USAR OS 5 SENTIDOS DA VISÃO, OLFATO, AUDIÇÃO, PALADAR E TATO PARA CURAR EMOÇÕES

COMO RECUPERAR A ENERGIA PERDIDA NAS EMOÇÕES, CONFLITOS E TRAUMAS

ENTREVISTAS COM ESPECIALISTAS COM NOVAS DICAS DE SAÚDE

ESTE CURSO É APROVADO POR ORGANIZAÇÕES PROFISSIONAIS PARA NATUROPATAS, NUTRÓLOGOS E NUTRICIONISTAS.

VISITE HEALTH.DRAMEET.COM/FREEGIFT PARA COMEÇAR

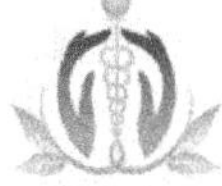

DR. AMEET AGGARWAL ND

Se você gostou deste livro, lembre-se de escrever um comentário no site em que o comprou. Quando você escreve uma resenha, isso me ajudará a alcançar mais pessoas e a continuar meu trabalho comunitário na África. Obrigado.

Cura Através da Inspiração e da Consciência Transformacional

TRANFERÊNCIAS DE PARADIGMA são uma maneira de encarar o mundo, as situações e suas próprias experiências pessoais de uma maneira diferente. Eles ajudam a mudar sua perspectiva, comportamento e resposta fisiológica ao seu mundo interno e ao seu redor. Sinto que uma mudança de perspectiva permite mudanças em nossas emoções, o que inevitavelmente causa cura. Estou incluindo alguns dos meus pensamentos abaixo para inspirá-lo a permitir mudanças em suas emoções e em sua vida.

A cura é um aspecto do desapego para que o verdadeiro eu possa emergir livre de doenças.

Todas as experiências emocionais iniciam um processo fisiológico em seu corpo. Para cada ação, emoção, e expressão de amor, amor próprio, perdão dos outros e de si mesmo, seu corpo retorna para outro processo fisiológico, mais próximo do seu processo original, do seu processo mais saudável...

Assim como as correntes invisíveis criam ventos que você pode sentir, que movem as folhas, que você pode ver, os pensamentos invisíveis criam emoções que você pode sentir, que criam doenças ou curas, que você pode ver. Somos todos natureza...

Aceite, ame e inclua toda crença negativa, pensamento negativo e partes sombrias de si mesmo como parte integrante e completa do seu eu superior, porque então tudo que é ruim começará a se dissolver na parte mais leve da sua consciência, assim como a escuridão em uma sala desaparece quando uma vela é acesa... O contrário não acontece... A escuridão não pode apagar uma vela...

A Matemática da Doença

Uma experiência cria um movimento de energia. O movimento da energia ganha impulso, dependendo da intensidade da experiência. Se deixado sem impedimentos, o impulso da energia aumenta o suficiente para criar matéria, que se manifesta como sintomas físicos em seu corpo. Quanto mais você esperar para intervir, mais trabalho será necessário para reverter o momento e desfazer a doença. Doenças muito graves e doenças degenerativas celulares podem ser o impulso da doença energética superando a resiliência do seu corpo para se recuperar da intensidade da experiência. Quando nos envolvermos mentalmente e aceitarmos a experiência do evento que manifestou a doença, na verdade associamos nossa consciência ao local onde está a energia da experiência, e o tempo entra em colapso para que o impulso da energia doente se dissolva no momento presente, liberando assim a mente. e corpo de lutar contra ele e de manifestar sintomas.

Se não nos incluirmos completamente em uma situação difícil ou estressante por nos sentirmos ameaçados ou intimidados ou algo mais, permaneceremos em um estado subconscientemente estressado, o que altera nossa percepção e comportamento. Até que percebamos a compensação, criamos doenças e desarmonias em nossas vidas.

Sua vulnerabilidade é onde seu verdadeiro poder começa.

As lágrimas são frequentemente um sinal de verdade e não de fraqueza...

Permita-se sucumbir a si mesmo, pois é aí que reside a paz e o autorreconhecimento.

O medo da mudança pode ser o medo do amor...

Às vezes, a dor emocional é composta pela opinião que você tem de outra pessoa e seu comportamento. A quantas opiniões você se apega? Desapegue e experimente a liberdade.

Às vezes, o hábito parece intuição. Mantém você preso no que é familiar. Ele o orienta a manter-se seguro e evitar mudanças. Não traz necessariamente o que é melhor para você. Conheça a diferença entre orientação e intuição, e hábito e mudança... Saia do familiar e da orientação e tolere a mudança até que se torne fácil...

A procrastinação pode ser a prevenção de mudanças arriscadas... Confiança vem mais do fazer do que do não-fazer...

Que entidade é a mente, então, se ela interfere na orientação universal?

Uma linguagem envolve nossa consciência para que pensemos de uma certa maneira. Se pensássemos em um idioma diferente, nossa consciência seria diferente. Se pensássemos em termos de luz e amor, estaríamos livres...

Se suas emoções são calmas, a maneira como você interpreta suas experiências será calma. O mesmo acontecerá se suas emoções forem amorosas, pacíficas ou de qualquer outra maneira!

Os maus hábitos surgem quando nos tornamos insensíveis às experiências que os criaram. Torne-se consciente... Você tem escolha.

O avanço da medicina do futuro será o amor...

REFERÊNCIAS

O Que é Ansiedade e Depressão?

- Strande, Alex, ND, PhD. September/October 2001. "Lifting Depression." *Awareness Magazine.*

Como Seu Corpo Afeta Sua Saúde Emocional

- Morse, Trish. "Hormones affect anxiety and depression.".

- Pataracchia, Dr. Raymond J. BSc, ND. "Orthomolecular treatment for depression, anxiety, and behavior disorders." Journal of Orthomolecular Medicine Volume 25, Number 1, 2010.

- Mota-Pereira, J. "Moderate exercise improves depression parameters in treatment-resistant patients with major depressive disorder." *J Psychiatr Res.* 11 de agosto de 2011; 45(8): 1005-11. Acesso em 21 de setembro de 2011. MEDLINE® é a fonte para a citação e resumo deste registro.

- Hallberg, L. "Exercise-induced release of cytokines in patients with major depressive disorder." *J Affect Disord* 1 de outubro de 2010; 126(1-2): 262-7. Acesso em 21 de setembro de 2011. MEDLINE® é a fonte para a citação e resumo deste registro.

Exercícios Mentais para Melhorar o Bem-Estar e Curar o Passado

- Seligman, M. Ph.D. Authentic Happiness: Using the New Positive Psychology to Realize Your Potential for Lasting Fulfillment. New York: The Free Press, 2002.

- Yook, K. "Intolerance of uncertainty, worry, and rumination in major depressive disorder and generalized anxiety disorder." *J Anxiety Disord.* 1 de Agosto de 2010; 24(6): 623-8. MEDLINE® é a fonte para a citação e resumo deste registro.

- Lo CS et al. The effects of rumination and negative cognitive styles on depression: a mediation analysis. *Behav Res Ther* 1 de

Abril de 2008; 46(4): 487-95. Acesso em 21 de Setembro de 2011. MEDLINE® é a fonte para a citação e resumo deste registro.

As Glândulas Suprarrenais e Bem-Estar Emocional

- Vreeburg, S. A. "Major depressive disorder and hypothalamic-pituitary-adrenal axis activity: results from a large cohort study." *Arch Gen Psychiatry.* 1 de junho de 2009; 66(6): 617-26. Acesso em 21 de setembro de 2011. MEDLINE® é a fonte para a citação e resumo deste registro.

- Ahrens, T. "Pituitary-adrenal and sympathetic nervous system responses to stress in women remitted from recurrent major depression." *Psychosom Med.* 1 de maio de 2008; 70(4): 461-7. Accessed September 21, 2011. Acesso em 21 de setembro de 2011. MEDLINE® é a fonte para a citação e resumo deste registro.

- Aan het Rot, M. "Neurobiological mechanisms in major depressive disorder." *CMAJ.* 3 de fevereiro de 2009; 180(3): 305-13. Acesso em 21 de setembro de 2011. MEDLINE® é a fonte para a citação e resumo deste registro.

- Handwerger, K. "Differential patterns of HPA activity and reactivity in adult posttraumatic stress disorder and major depressive disorder." *Harv Rev Psychiatry.* 1 de janeiro de 2009; 17(3): 184-205. Acesso em 21 de setembro de 2011. MEDLINE® é a fonte para a citação e resumo deste registro.

- Entrevista com David Zava, Ph.D. "Cortisol Levels, Thyroid Function and Aging. How cortisol levels affect thyroid function and aging." Publicado originalmente em John R. Lee, MD Medical Letter. Acesso em 29 de maio de 2012 em

O Sistema Digestivo e Bem-Estar

- Maes, M. "The gut-brain barrier in major depression: intestinal mucosal dysfunction with an increased translocation of LPS from gram negative enterobacteria (leaky gut) plays a role in the inflammatory pathophysiology of depression." *Neuro Endocrinol Lett.* 1 de fevereiro de 2008; 29(1): 117-24. Acesso em 21 de setembro de 2011. MEDLINE® é a fonte para a citação e resumo deste registro.

- Quigley, E. M. "Small intestinal bacterial overgrowth." *Infect Dis Clin North Am.* 1 de dezembro de 2010; 24(4): 943-59, viii-ix. Acesso em 21 de setembro de 2011. MEDLINE® é a fonte para a citação e resumo deste registro.

- Mattsen, Jonn. 2002. *Eating Alive.* Vancouver: Goodwin Books, Ltd.

- Yang, C. F. "High prevalence of multiple micronutrient deficiencies in children with intestinal failure: a longitudinal study." *J Pediatr.* 1 de julho de 2011; 159(1): 39-44.e1. Acesso em 21 de setembro de 2011. MEDLINE® é a fonte para a citação e resumo deste registro.

- El-Tawil, A. M. "Zinc supplementation tightens leaky gut in Crohn's disease." *Inflamm Bowel Dis.* 1 de fevereiro de 2012; 18(2): E399. Acessado em 21 de setembro de 2011. MEDLINE® é a fonte para a citação e resumo deste registro.

- Kirby, M. "Nutritional deficiencies in children on restricted diets." *Pediatr Clin North Am* 1 de outubro de 2009; 56(5): 1085-103. Acesso em 21 de setembro de 2011. MEDLINE® é a fonte para a citação e resumo deste registro.

- Canadian College of Naturopathic Medicine. *The Hypo-allergenic Diet.* Robert Schad Naturopathic Clinic.

O Fígado e o Bem-Estar Emocional

- Johnson, P. L. "Neural pathways underlying lactate-induced panic." *Neuropsychopharmacology.* 1 de agosto de 2008; 33(9): 2093-107. Acesso em 21 de setembro de 2011. MEDLINE® é a fonte para a citação e resumo deste registro.

- Sellman, Sherrill. "Hormones and moods: Understanding depression and anxiety in women." Acesso em 25 de novembro de 2011, em http://www.encognitive.com/node/6988.

- Cass, Dr. Hyla. Seminar on Addictions, Webinário em áudio.

- Milad, M. R. "The influence of gonadal hormones on conditioned fear extinction in healthy humans." *Neuroscience.* 14 de julho de 2010; 168(3): 652-8. Acesso em 21 de setembro de 2011. MEDLINE® é a fonte para a citação e resumo deste registro.

- van Veen, J. F. "The effects of female reproductive hormone in generalized social anxiety disorder." *Int J Psychiatry Med.* 1 de janeiro de 2009; 39(3): 283- 95. Acesso em 21 de setembro de 2011. MEDLINE® é a fonte para a citação e resumo deste registro.

A Glândula Tireoide e o Bem-Estar Emocional

- Durrant-Peatfield, Dr. Barry. 2006. Your Thyroid and How to Keep it Healthy. Hammersmith Press Limited.

- Hidal, J. T., and M. M. Kaplan. 1988. "Inhibition of thyroxine 5'-deiodination type II in cultured human placental cells by cortisol, insulin, 3', 5'-cyclic adenosine monophosphate, and butyrate." *Metabolism.* 37(7):664-8.

- Shames, Drs. Richard and Karilee. 2002. *Thyroid Power. 10 Steps to Total Health.* William Morrow Paperbacks.

- Malik, R, and H. Hodgson. "The Relationship between the thyroid gland and the liver." *QJ Med.* 2002; 95:559-569.

- Martin, P., D. Brochet, P. Soubrie, and P. Simon. September 1985. "Triiodothyronine-induced reversal of learned helplessness in rats.". *Biol. Psychiatry. 20* (9): 1023–5. doi 10.1016/0006-3223(85)90202-1 PMID 2992618.

Estilo de Vida Saudável

- Whalen, D. J. "Caffeine consumption, sleep, and affect in the natural environments of depressed youth and healthy controls." *J Pediatr Psychol.* 1 de maio de 2008; 33(4): 358-67. Acesso em 21 de setembro de 2011. MEDLINE® é a fonte para a citação e resumo deste registro.

- Mota-Pereira, J. "Moderate exercise improves depression parameters in treatment-resistant patients with major depressive disorder." *J Psychiatr Res.* 1 de agosto de 2011; 45(8): 1005-11. MEDLINE® é a fonte para a citação e resumo deste registro.

Sexo Melhor: Melhorando a Satisfação Sexual Gerenciando o Bem-estar Físico e Emocional

- Robinson, K. Sex & Relationships. WebMD. Recuperado em 31 de outubro de 2013 em http://www.webmd.com/sex-relationships/guide/sex-and-health

- Kassam, N. ND. Traditional Chinese Medicine Class Notes. CCNM (2006).

- Florais de Bach

- Questionário sobre Florais de Bach, Canadian College of Naturopathic Medicine.

- Bach, Dr. Edward. Bach Flower Remedies and Other Remedies. (1933)

Acupuntura e Medicina Chinesa

- Zhang, Z. J. "The effectiveness and safety of acupuncture therapy in depressive disorders: systematic review and meta-analysis." *J Affect Disord.* 1 de julho de 2010; 124(1-2): 9-21. Acesso em 21 de setembro de 2011. MEDLINE® é a fonte para a citação e resumo deste registro.

- Bongiorno, Dr. Peter, ND, LAc. *Healing Depression, Integrated Naturopathic and Conventional Therapies.* Toronto: CCNM Press, Inc. 2010.

Ervas e Suplementos Nutricionais

- Balch, Phyllis A., cnc, and James F. Balch, MD. *Prescription for Nutritional Healing*, 3ª Edição. New York: Avery, 2000.

- Wong-Goodrich, S. J. "Spatial memory and hippocampal plasticity are differentially sensitive to the availability of choline in adulthood as a function of choline supply in utero." *Brain Res October* 27, 2008; 1237: 153-66. Acesso em 21 de setembro de 2011. MEDLINE® é a fonte para a citação e resumo deste registro.

- Zhao, G. "Use of folic acid and vitamin supplementation among adults with depression and anxiety: a cross-sectional, population-based survey." *Nutr J.* 1 de janeiro de 2011; 10: 102. Acesso em

21 de setembro de 2011. MEDLINE® é a fonte para a citação e resumo deste registro.

- Sánchez-Villegas, A. "Association between folate, vitamin B(6) and vitamin B(12) intake and depression in the SUN cohort study." *J Hum Nutr Diet.* 1 de abril de 2009; 22(2): 122-33. Acesso em 21 de setembro de 2011. MEDLINE® é a fonte para a citação e resumo deste registro.

- Pollack, M. H. "High-field MRS study of GABA, glutamate and glutamine in social anxiety disorder: response to treatment with levetiracetam." *Prog Neuropsychopharmacol Biol Psychiatry.* April 1, 2008; 32(3): 739-43. Acesso em 21 de setembro de 2011. MEDLINE® é a fonte para a citação e resumo deste registro.

- Fux M J Levine, A. Aviv and R. H. Belmaker. 1996. "Inositol treatment of obsessive-compulsive disorder." *American Journal of Psychiatry.* 153(9):1219-21 Acesso em 21 de setembro de 2011. MEDLINE® é a fonte para a citação e resumo deste registro.

- Kakuda T, A. Nozawa, T Unno, et al. 2000. "Inhibiting effects of theanine on caffeine stimulation evaluated by EEG in the rat." *Biosci Biotechno Biochem,* 64:287-293. Acesso em 21 de setembro de 2011. MEDLINE® é a fonte para a citação e resumo deste registro.

- Parker, G. "Mood effects of the amino acids tryptophan and tyrosine: 'Food for Thought'" III. *Acta Psychiatr Scand* December 1, 2011; 124(6): 417-26. Acesso em 21 de Setembro de 2011. MEDLINE® é a fonte para a citação e resumo deste registro.

- Stewart, R. "Relationship between vitamin D levels and depressive symptoms in older residents from a national survey population." *Psychosom Med.* 1 de setembro de 2010.

- 72(7): 608-12. Acesso em 21 de setembro de 2011. MEDLINE® é a fonte para a citação e resumo deste registro.

- Mushtagh, Dr. Saied, ND. *The Hypoallergenic Diet Book* Toronto 2006.

- Larzelere, M. M. "Complementary and alternative medicine usage for behavioral health indications." *Prim Care June* 1, 2010; 37(2):

213-36. Acesso em 21 de Setembro de 2011. MEDLINE® é a fonte para a citação e resumo deste registro.

- Prousky, Dr. Jonathan ND. Clinical nutrition notes (2006), Canadian College of Naturopathic Medicine.

Fitoterápicos

- Saunders, P., PhD, ND, DHANP. Botanical Medicine Class Notes. CCNM (2006).

Medicamentos Usados para Ansiedade e Depressão

- Mental Health Medications. National Institute of Mental Health. Acesso em 20 de setembro de 2012 em

  http://www. nimh.nih.gov/health/publications/mental-health-medications/ index.shtml.